SCHRIFTEN AUS DEM GESAMTGEBIET DER GEWERBEHYGIENE

HERAUSGEGEBEN VOM INSTITUT FÜR GEWERBEHYGIENE IN FRANKFURT A. M.

NEUE FOLGE. HEFT 4

Die Bekämpfung der Milzbrandgefahr
in gewerblichen Betrieben

Von

Dr. O. Borgmann   und   Dr. R. Fischer
Regierungs- und Gewerberat   Regierungs- und Gewerberat
Schleswig   Potsdam

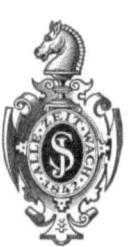

Springer-Verlag Berlin Heidelberg GmbH

1914

Alle Rechte, insbesondere das der
Übersetzung in fremde Sprachen, vorbehalten.

ISBN 978-3-662-34355-5   ISBN 978-3-662-34626-6 (eBook)
DOI 10.1007/978-3-662-34626-6

Inhaltsverzeichnis.

Seite
I. Die Bekämpfung der Milzbrandgefahr in den Gerbereien. Von Dr. O. Borgmann 1
II. Die Bekämpfung der Milzbrandgefahr in den Roßhaarspinnereien, Haar- und Borsten-Zurichtereien, Bürsten- und Pinselmachereien. Von Dr. R. Fischer 20
Anhang 41

I. Die Bekämpfung der Milzbrandgefahr in den Gerbereien.

Von

Regierungs- und Gewerberat Dr. Otto Borgmann-Schleswig.

Unter den übertragbaren Krankheiten, denen die gewerblichen Arbeiter bei Ausübung ihrer Tätigkeit ausgesetzt sind, nimmt der Milzbrand wegen der Schwere und Gefährlichkeit der Erkrankung die erste Stelle ein. Wir begegnen dem Milzbrande vor allem in den Gerbereien, die ausländische Häute und Felle verarbeiten, ferner in den zur Verarbeitung von Tierhaaren dienenden Anlagen, wie Roßhaarspinnereien, Bürsten- und Pinselfabriken und in den Abdeckereien, in welchen die durch das Viehseuchengesetz vorgeschriebene Vernichtung der Tierkadaver erfolgt. Weiterhin kommen von den gewerblichen Arbeitern noch auf dem Lande wohnende Schlachter sowie Arbeiter in Woll- und Lumpensortierereien und Pelzzurichtereien in Betracht. Die sogenannte „Hadernkrankheit" und die in England wohlbekannte „Woolsorters disease" (Wollsortiererkrankheit) sind auf Milzbrandinfektionen zurückzuführen. Der Milzbrand ist eine der ältesten und bekanntesten Tierseuchen, der so lange es viehzuchttreibende Völker gibt, außerordentliche Verheerungen in den Viehbeständen angerichtet und Furcht und Schrecken verbreitet hat. Vor allem waren und sind zum Teil noch heute die weiten Steppen Asiens, insbesondere Sibiriens, Chinas und Ost-Indiens der Geißel des Milzbrandes ausgesetzt; der Name „sibirische Pest" beweist wohl zur Genüge, wie die Seuche zu Zeiten gewütet haben mag. Im allgemeinen kann man sagen, daß er in den Ländern am meisten anzutreffen ist, in welchen die Kultur am weitesten zurück ist, und wo demgemäß die Schutzdämme einer geregelten Veterinäraufsicht noch fehlen.

Einer Notiz, die ich in dem von Hutyra und Marek herausgegebenen Lehrbuch über „Spezielle Pathologie und Therapie der Haustiere" fand, entnehme ich, daß die Seuche in den 20 Jahren von 1886 bis 1905 unter den Rindern in Deutschland beständig zugenommen hat, indem die Zahl der Erkrankungsfälle von $0,22$ auf $0,62$ pro 10 000 Rinder — also fast auf das Dreifache — gestiegen ist. 1906 waren an Milzbrand erkrankt: 183 Pferde (0,43 pro 10 000), 5390 Rinder (2,79), 502 Schafe (0,63), 14 Ziegen (0,04) und 137 Schweine (0,07). Aus dieser Statistik ersieht man die wichtige Tatsache, daß bei weitem am leichtesten das Rind der Seuche anheimfällt, daß dann in weitem Abstand Schaf und Pferd folgen und wieder etwa zehnmal weniger oft Schweine und Ziegen ergriffen werden. Daß auch das Wild oft an Milzbrand erkrankt, sei beiläufig erwähnt.

Nachdem durch die Bundesratsbekanntmachung vom 28. September 1909 auf Grund des Gesetzes zur Bekämpfung gemeingefährlicher Krankheiten vom 30. Juni 1900 die Anzeigepflicht auch für Milzbranderkrankungen unter Menschen vom Jahre 1910 ab ausgesprochen worden ist, sind wir nunmehr in die Lage versetzt, über Umfang und Verteilung der Milzbrandfälle ein Bild zu gewinnen. Ich verweise auf die diesbezüglichen ausführlichen Angaben des Geh. Reg.-Rat Dr. Burkhardt in den Medizinalstatistischen Mitteilungen des Kaiserlichen Gesundheitsamtes, denen die nachstehenden Zahlen entnommen sind:

Die Zahl sämtlicher Milzbranderkrankungen betrug

    1910 287 mit 40 Todesfällen = 13,9%
    1911 281 „ 40 „ = 14,2%
    1912 266 „ 35 „ = 13,2%.

In den weitaus meisten Fällen handelt es sich um Hautmilzbrand (Milzbrandkarbunkel), auf welchen im Jahre 1911 262 Fälle = 94,9% und im Jahre 1912 254 Fälle = 95,5% entfielen. Hiervon verliefen tödlich: 1911 28 = 10,7% und 1912 23 = 9,1%. — Weit gefährlicher ist der innere Milzbrand, der als Darm- bzw. Lungenmilzbrand auftritt.

Es erkrankten

	1911	1912
an Darmmilzbrand	9	6
„ Lungenmilzbrand	4	3
„ Darm- und Lungenmilzbrand	1	1
„ Hirn- und Rückenmarkmilzbrand	—	1
	14	12

Im Jahre 1911 endeten von den 14 Fällen 11, im Jahre 1912 alle 12 Fälle mit dem Tode.

Von besonderem Interesse ist betreffs des Hautmilzbrandes die Lage der Infektionsstelle; diese befand sich

	1911	1912	
am Kopf . . . . in	52	62	Fällen
„ Hals . . . . „	29	21	„
„ Nacken . . . . „	3	5	„
„ Rumpf . . . . „	3	6	„
an den oberen Gliedmaßen . . . „	170	157	„
„ „ unteren „ . . . „	5	3	„
	262	254	Fällen

Auf Kopf, Hals und Nacken entfällt demnach fast ein Drittel der Hautmilzbrandfälle (1911 : 84 = 32,1% und 1912: 88 = 34,6%), während fast zwei Drittel auf die oberen Gliedmaßen entfallen.

Betreffs der Entstehung der Milzbrandinfektion ist die Feststellung von Wert, daß eine vorherige wunde Stelle im Jahre 1911 51 mal (= 19,5%), im Jahre 1912 74 mal (27,8%) vorhanden gewesen sein soll. Direkt in Abrede gestellt wurde eine vorherige offene Wunde indessen im Jahre 1911 in 134 und im Jahre 1912 in 133 Fällen, d. h. in 51,1% bzw. 50% aller Fälle, so daß die Annahme gerechtfertigt erscheint, daß die Infektion auch ohne offene Eingangspforte durch die unverletzte Haut stattfindet.

Die Verteilung der Milzbranderkrankungen auf die hauptsächlich in Betracht kommenden gewerblichen Anlagen ist aus der nachstehenden Zusammenstellung zu ersehen:

Betriebsart	1910			1911			1912		
	Gesamtzahl der Fälle	Todesfälle Zahl	Prozent	Gesamtzahl der Fälle	Todesfälle Zahl	Prozent	Gesamtzahl der Fälle	Todesfälle Zahl	Prozent
a) Gerbereien	92	16	17,4	70	9	12,9	71	3	4,2
b) Roßhaarspinnereien .	11	1	9,1	16	3	18,8	12	1	8,3
c) Bürsten- und Pinselmachereien . . .	4	2	50,0	1	—	—	10	3	30,0
d) Abdeckereien. . . .	9	—	—	13	1	7,7	11	1	9,1
	116	19	16,4	100	13	13,0	104	8	7,7

Von vorstehenden Zahlen entfallen auf Preußen:

a) Gerbereien	32	4	12,5	33	5	15,2	33	1	3,0
b) Roßhaarspinnereien .	4	—	—	8	1	12,5	3	1	33,3
c) Bürsten- und Pinselmachereien	1	1	100,0	1	—	—	5	1	20,0
d) Abdeckereien . . .	8	—	—	6	—	—	5	1	20,0
	45	5	11,1	48	6	12,5	46	4	8,7

Gegenüber diesen Zahlen ist darauf hinzuweisen, daß in den landwirtschaftlichen Betrieben im Jahre 1910 121 Milzbrandfälle mit 12 Todesfällen (9,9%) und im Jahre 1911 138 Fälle mit 16 Todesfällen (11,1%) sich ereigneten.

In überwiegendem Maße finden demnach die gewerblichen Milzbranderkrankungen in den Gerbereien, also bei der Verarbeitung der Häute und Felle, statt; sie machen 68—79% der in der Tabelle unter a—d aufgeführten Betriebe aus. Da die Lederfabrikation einen der Hauptindustriezweige im Regierungsbezirk Schleswig bildet, und in besonders großem Umfange aus dem Auslande stammende trockene Rinderhäute (Wildhäute) hier verarbeitet werden, so ist alljährlich eine erhebliche Zahl von Milzbranderkrankungen unter den Gerbereiarbeitern zu beklagen. Es erkrankten 1910 11, 1911 15 und 1912 13 Gerbereiarbeiter; von diesen starben 2 bzw. 4 und im Jahre 1912 keiner.

Die Schwierigkeiten in der Bekämpfung des Milzbrandes sind in den Gerbereien aus dem Grunde so besonders groß, weil bei der Empfindlichkeit der Häute und Felle gegen höhere Temperaturen und der ungemein großen Widerstandsfähigkeit der Milzbrandsporen eine zuverlässige Desinfektion des Rohmaterials bis jetzt nicht hat erfolgen können, während bekanntlich bei der Verarbeitung der Tierhaare eine solche Desinfektion des aus dem Auslande stammenden milzbrandverdächtigen Rohmaterials durch die **Bekanntmachung des Reichskanzlers vom 22. Oktober 1902** betr. die Einrichtung und den Betrieb der Roßhaarspinnereien, Haar- und Borstenzurichtereien sowie der Bürsten- und Pinselmachereien vorgeschrieben werden konnte. Es kommt daher in den Gerbereien ein erheblich größerer Kreis von Arbeitern, wie in den genannten Anlagen, mit dem milzbrandhaltigen Rohmaterial in unmittelbare Berührung. —

Eine weitere, außerordentliche Gefahr entsteht aber wegen der fehlenden Desinfektionsmöglichkeit der Häute und Felle für die Allgemeinheit und insbesondere für die viehzuchttreibende Landwirtschaft dadurch, daß durch die milzbrandhaltigen Abwässer der Gerbereien eine Verseuchung des Vorfluters stattfinden kann, welche wiederum bei Überschwemmungen von Wiesen zur Schaffung neuer Milzbrandherde und großen Viehverlusten Anlaß geben kann. Wie groß diese Gefahren sind, möge an einem Beispiel, der Verseuchung des Störflusses durch die Abwässer der Gerbereien Neumünsters erläutert werden, zumal der unmittelbare Zusammenhang zwischen der Einleitung von Gerbereiabwässern und einem plötzlich am Unterlauf des Vorfluters auftretenden starken Viehsterben durch Milzbrand kaum jemals so zweifelsfrei hat nachgewiesen werden können, wie im vergangenen Jahre am Störflusse unterhalb Neumünsters.

Verseuchung der Stör durch die Gerbereien Neumünsters. In Neumünster bestehen 6 Großgerbereien, welche bei einer Arbeiterschaft von 1730 Arbeitern insgesamt etwa 27 000 trockene Rinderhäute, 4600 Roßhäute und 33 000 Schaffelle wöchentlich verarbeiten. Die größten Betriebe bilden zwei Vachelederfabriken, d. h. Fabriken zur Erzeugung eines ritz- und nähbaren bzw. nagelbaren Sohlleders (Näh-Vache, Nagel-Vache), wie es die heutigen großen Schuhfabriken allgemein verlangen; es verarbeitet die eine ca. 1000, die größte bei 700 Arbeitern ca. 3000 Rindshäute pro Tag. Letztere Fabrik hatte bis zum Frühjahr 1912 auf eigenen, mit Baumschulen und Feldfrüchten bepflanzten, ca. 37 ha umfassenden Ländereien, die täglich etwa 900 cbm abfallenden Abwässer in einwandfreier, mustergültiger Weise verrieselt. Von den übrigen 5 Fabriken mit 6 Betriebsstätten waren 3 an das städtische Kanalnetz angeschlossen, die übrigen entwässerten in die Schwale, einem Nebenfluß der Stör. In allen Genehmigungsurkunden war seitens des Stadtausschusses durch Bedingung die Einleitung der Abwässer in die Kanalisation vorbehalten worden, sofern das Kanalnetz entsprechend vorgerückt sein würde.

Als Folge von diesen Zuständen ergab sich eine zunehmende Verseuchung der Stör und der von dieser überschwemmten Wiesen durch Milzbrandsporen und ein in den Dörfern an der Stör unterhalb Neumünster auftretendes starkes Viehsterben. Eine Besserung der Verhältnisse wurde allgemein von der längst geplanten Vervollkommnung der städtischen Kläranlage in Neumünster erhofft. Da trat im Winter 1912/13 ein rapides Steigen der Milzbrandfälle beim Vieh in den Störniederungen ein; Eingaben und Beschwerden der aufgeregten Landbevölkerung waren die erklärliche Folge. Als wesentliche Änderung in der bisherigen Ableitung der Abwässer ließ sich alsbald feststellen, daß auf Grund der vorerwähnten Genehmigungsbedingung die größte Gerberei Neumünsters, die bis jetzt alle Abwässer verrieselt hatte, diese nunmehr in das städtische Kanalnetz eingeleitet hatte; aller Wahrscheinlichkeit nach war das auffällige Viehsterben hierauf zurückzuführen. An der Hand der vierteljährlich geführten Viehseuchenstatistik konnte leicht nachgewiesen werden, daß ein außergewöhnlicher Vorgang stattgefunden haben mußte. Beispielsweise waren im Kreise Steinburg 1910 65 und 1911 62 Milzbrandfälle zu verzeichnen; im Jahre 1912 stiegen diese jedoch auf 159, also fast um 100. Dabei waren die ersten 3 Quartale durchaus denen der früheren Jahre vergleichbar; das letzte Quartal indessen war gegen das Vorjahr von 25 und 101 gestiegen. Noch schlimmer war das 1. Vierteljahr 1913, wo eine Steigerung von 23 auf 110 Fälle stattgefunden hatte. — Es verdient bemerkt zu werden, daß die königlichen Proviantämter den Ankauf von Heu aus den Wiesen der Störniederungen verboten hatten.

Da die Zahl der Milzbranderkrankungen unter den Arbeitern den sichersten Maßstab für die Gefährlichkeit des in einer Gerberei verarbeiteten Häutematerials bildet, und aus der seit dem Jahre 1897 geführten Statistik der Milzbranderkrankungen von Gerbereiarbeitern nachgewiesen werden konnte, daß in der großen Vachelederfabrik stets bei weitem die meisten Milzbranderkrankungen vorgekommen waren, so konnte kaum noch bezweifelt werden, daß das vermehrte Milzbrandsterben unter den Rindern tatsächlich auf die Einleitung der Abwässer der großen Vachelederfabrik zurückzuführen war.

Es bleibt noch zu erwähnen, daß durch Ministerialerlaß die sofortige Wiederabtrennung dieser Fabrik von der städtischen Kanalisation und damit vom Vorfluter und hinsichtlich aller übrigen Gerbereien Neumünsters eine Verrieselung sämtlicher Abwässer angeordnet worden ist.

Ich habe diesen Fall der Störverseuchung so eingehende mitgeteilt, weil er zeigt, was für weitgehende Folgen aus der Einleitung von Gerbereiwässern in einen Vorfluter entstehen können, daß zur Beseitigung der Mißstände nach dem heutigen Stande der Wissenschaft nur die Verrieselung der Abwässer unter gänzlicher Absperrung der Gerbereien vom Vorfluter in Betracht kommt und endlich, um zu zeigen, bis zu welchem Grade eine einzige Fabrik die Verseuchung eines Vorfluters erhöhen kann.

Gefährlichkeit der Häute. Je nach der Herkunft und noch mehr der Qualitätsklasse, nach welcher die Häute gehandelt werden, ist die Milzbrandgefährlichkeit der Rohware sehr verschieden. Da viele große Länder, wie z. B. Mittelamerika, Vorderindien, China, fast ausschließlich trockene Rinderhäute in den Handel bringen, so ist klar, daß sich unter diesen auch sehr viele völlig unverdächtige Häute befinden müssen, vor allem dann, wenn sie von Schlachttieren stammen. Während in manchen Ländern nur nach zwei Klassen, in China nach drei Klassen sortiert wird, findet in Ostindien und in Südamerika (La Plata) eine Einteilung nach vier Handelsklassen statt. Man unterscheidet z. B. in Ostindien: 1. Slaughtereds (Schlachthäute), 2. Deads (Häute von gefallenen Tieren, sofort abgeledert), 3. Rejections (aussortierte, beschädigte Häute, meist von gefallenen Tieren), 4. Double rejections (Ausschuß). In ähnlicher Weise sortiert man am La Plata: 1. Sanos (Häute von gesunden Tieren), 2. Desechos (beschädigte Häute), 3. Mal desechos (stark beschädigte Häute) und 4. Inservibles (Ausschuß). Die Häute von gefallenen Tieren werden noch als leidlich gute Handelsware angesehen, sofern nur durch sofortiges Abledern ein Faulen der Haut (Liegestellen) oder eine Beschädigung durch Tiere (Geier usw.) verhindert wird. Vor allem wird geprüft, ob die äußere Seite, die Haarseite, noch gut erhalten ist. Daß man mit der minderwertigen Ware, zumal wenn sie aus durchseuchten Ländern wie China und Ostindien stammen, eine erhöhte Milzbrandgefahr in den Kauf nehmen muß, leuchtet ohne weiteres ein. — Die in den Handel kommenden gesalzenen Häute rühren zumeist vor Schlachttieren her und können im allgemeinen als unverdächtig angesehen werden.

Betreffs der Roßhäute ist zu erwähnen, daß sie zum überwiegenden Teile aus europäischen Ländern stammen, daß nur wenig trockene aus Mittel- und Südamerika eingeführte Häute im Handel zu haben sind, und daß die Milzbrandgefahr in diesen Betrieben im allgemeinen nur gering ist. Vielfach werden, wie in Neumünster, in den Roßlederfabriken auch Kalb- und Rindhäute verarbeitet, so daß der Ursprung der Milzbranderkrankung schwer festzustellen ist.

Bei der Verarbeitung von Schaf- und Ziegenfellen, die aus den verschiedensten Ländern, vor allem aus Kleinasien und den Balkanstaaten stammen, ist die Milzbrandgefahr eine größere; sie dürfte in erster Linie von den Schaffellen ausgehen.

Die Milzbrandsporen, die beim Vieh fast ausschließlich mit dem Futter in den Körper gelangen und im Darm zum Auskeimen kommen, befinden sich im wesentlichen auf der Innenseite der Haut, der Aas- oder Fleischseite, wohin die Bazillen durch den Blutstrom getragen werden und dort bei Luftzutritt versporen. Natürlich ist auch die Außenhaut eines erkrankten Tieres durch Kot und andere Einflüsse mehr oder minder stark mit Sporen durchsetzt. — Es gehört immerhin eine größere Anzahl Sporen dazu, um ein Tier gefährlich zu infizieren. Nach Oppermann (Hutyra und Marek) wird z. B. ein gesundes Schaf durch Aufnahme von 200000 Sporen getötet; bei einem durch Hunger geschwächten Tiere genügen indessen hierzu etwa 50 000.

Die überwiegende Zahl der Milzbranderkrankungen von Gerbereiarbeitern findet im Regierungsbezirk Schleswig bei der Verarbeitung von trocknen ausländischen Rindhäuten statt; Schaf- und Ziegenfelle werden nur wenig verarbeitet, und in den hier sehr stark vertretenen Roßledergerbereien pflegen Milzbranderkrankungen nur höchst selten vorzukommen. — Auf welche Arten von Gerbereien die Milzerkrankungen im ganzen Reiche sich verteilen, ist aus einer Statistik zu ersehen, die die Lederindustrie-Berufsgenossenschaft für die Jahre 1906—1910 aufgestellt hat. Von insgesamt 255 festgestellten Milzbranderkrankungen von Gerbereiarbeitern entfielen nicht weniger als 154 (= 60%) auf die Verarbeitung von Lamm-, Schaf- und Ziegenfellen, gegenüber 101 Fällen in Gerbereien, in denen Ochsen-, Kuh-, Rind- und Wildhäute verarbeitet wurden.

Ansteckungsgefahr im Betriebe. Aus derselben Statistik ersehen wir zugleich, in welchen Betriebsabteilungen der Gerbereien wir die Hauptansteckungsgefahr zu suchen haben. Von den erwähnten 255 Milzbrandfällen ereigneten sich 36 im Rohlager bzw. beim Transport, 75 in der Wasserwerkstatt, bei den Weichgruben, 89 in der Kalkwerkstatt und Äscherkammer, 3 im Glättraum, 6 im Walkraum, 3 in der Zurichterei, 2 in der Schererei und je einer in der Lohwerkstatt, in der Haarwäscherei und im Kesselraum. In 38 Fällen war eine genauere Feststellung nicht möglich. Hiernach besteht die größte Gefahr in der Wasser- und in der Kalkwerkstatt, die mit 64,3% der Fälle beteiligt sind, während auf die Arbeiten im Rohlager 14,1% entfallen. Die im hiesigen Bezirk gemachten Erfahrungen stimmen mit diesen statistischen Feststellungen vollkommen überein. Daß nach dem Verlassen der Häute aus der Kalkwerkstatt noch einige Milzbranderkrankungen, z. B. in der Zurichterei, festgestellt worden sind, hat bei den vielen Möglichkeiten, sich in einer Gerberei zu infizieren, wenig zu bedeuten. Ist einmal eine Haut auf der Haarseite von der Epidermis mit den Haarwurzeln durch „Streichen" und auf der Fleischseite vom Fleisch und Fett durch „Scheren" befreit, sodann geputzt und gespült worden, so ist die dann erhaltene fertige Blöße praktisch als milzbrandfrei anzusehen.

Milzbranderkrankung. Die Milzbranderkrankungen werden hervorgerufen durch den Milzbrandbazillus, Bacillus anthracis, ein unbewegliches Stäbchen von 0,003 bis 0,009 mm Länge. Seine Pilznatur wurde zuerst von Cohn festgestellt; um seine weitere Erforschung haben sich Robert Koch und Pasteur verdient gemacht, die gerade am Milzbrand die für die weitere Entwicklung der neueren Bakteriologie wichtigen grundlegenden Untersuchungen machten.

Unter dem Mikroskop erscheinen die verhältnismäßig großen und leicht auffindbaren Stäbchen meist zu mehreren kettenförmig aneinandergereiht. Unter günstigen Verhältnissen, vor allem bei Vorhandensein von Wärme und Feuchtigkeit, z. B. im Blute, vermehren sie sich rasch durch Teilung. Bei Luftzutritt — also stets außerhalb des lebenden oder toten Tierkörpers — bilden sich bei günstiger Temperatur, die zwischen 18—43 Grad C liegt, innerhalb der Bazillen ovale, stark lichtbrechende Körperchen, die Sporen, die Dauerform des Milzbrandes.

Gelangen nun diese Milzbrandsporen auf einen geeigneten Nährboden, und als solcher gilt z. B. jede offene Hautwunde, selbst wenn sie äußerlich kaum zu erkennen ist, so entsteht gleichsam wie aus einem Samenkorn, die vegetative Form des Milzbrandes, der Bazillus, durch dessen Fortpflanzung anfangs eine flohstichähnliche Rötung auftritt, die alsbald in ein Knötchen und weiterhin in eine kleine, mit rötlicher oder bläulicher Flüssigkeit gefüllte Blase übergeht. Diese Blase bricht auf und vertrocknet zu einem etwas nach innen eingesunkenen Schorf, und um die Milzbrandpustel herum pflegt sich ein Kranz von kleinen Bläschen zu entwickeln. Oftmals ist die Bildung der Milzbrandpustel mit einer starken Anschwellung (Ödem) verbunden.

Was den Sitz dieser Milzbrandpusteln anbelangt, so entfallen nach der vorerwähnten Statistik der Lederindustrieberufsgenossenschaft von 255 Fällen 188 auf Kopf und Hals und nur 61 auf Arm und Hände, während bei der Besprechung der Reichsstatistik über Milzbranderkrankungen im Eingange dieses Referats ein nahezu umgekehrtes Verhältnis mitgeteilt werden konnte, da etwa $2/3$ der Fälle auf die vorderen Gliedmaßen entfielen. Diese Feststellungen werden auch von Dr. Rebentisch, dem Direktor des Stadtkrankenhauses in Offenbach a. M. bestätigt. Von 88 behandelten Milzbrandfällen wiesen 61 = 69,2% eine Infektion am Kopf bzw. Hals auf. Auf die ausgezeichnete, von Dr. Rebentisch verfaßte kleine Schrift „Die Milzbrandgefahr in Gerbereibetrieben und ihre Bekämpfung", sei bei dieser Gelegenheit empfehlend hingewiesen. (Die Schrift ist von der Lederindustrieberufsgenossenschaft in Mainz für 3 Pf. das Stück zu beziehen.) Nach Dr. Rebentisch haben die Pusteln dort am häufigsten ihren Sitz, wohin die rechte Hand am besten greifen kann — zum Kratzen. Hieraus ergibt sich die Notwendigkeit, daß die Arbeiter immer wieder durch Belehrung und kurz gefaßte Warnungstafeln auf die schlimmen Folgen dieser üblen Angewohnheit und auf die Wichtigkeit des Waschens der Hände und Finger unter Benutzung von Nagelbürsten hingewiesen werden müssen. Natürlich müssen die von den Unternehmern zu beschaffenden Waschvorrichtungen entsprechend ausgerüstet sein. Wenn aber irgendwo bei den Waschvorrichtungen der Arbeiter Nagelbürsten am Platze sind, so ist dies bei den Gerbern der Fall. Es verdient an dieser Stelle besonders hervorgehoben zu werden, daß die Lederindustrieberufsgenossenschaft in der Frage der Aufklärung der Arbeiter durch Aushändigung kurzgefaßter Belehrungen und durch Anbringung von Warnungstafeln und Plakaten, auf welchen die Entstehung und Weiterbildung der Milzbrandpusteln veranschaulicht ist, endlich durch Erlaß eingehender Unfallverhütungsvorschriften seit langem aufs eifrigste mit Erfolg bemüht gewesen ist, die Milzbrandgefahr in den Gerbereien zu bekämpfen.

Behandlung der Milzbrandkranken. In der Frage der Behandlung der Milzbrandkranken neigt man neuerdings immer mehr der sogenannten konservationen Methode zu, für die insbesondere auch der genannte Milzbrandkenner Dr. Rebentisch kräftig eintritt.

Man verzichtet hiernach möglichst auf jeden chirurgischen Eingriff; die erkrankte Stelle wird mit einer antiseptisch wirkenden Salbe bedeckt und so verbunden, daß jede Bewegung der Stelle vermieden wird. Bei Erkrankungen des Kopfes oder Halses wird zur Vermeidung der Bewegung der Kauwerkzeuge flüssige Nahrung gegeben. Von Wichtigkeit ist weiter absolute Bettruhe, leichte und reichliche Speise und öftere Verabreichung von Alkohol.

Auf diese Weise hatte Rebentisch bei 88 Fällen nur 5 Todesfälle zu beklagen = 5,5% gegenüber 13,9% der deutschen Reichsstatistik für das Jahr 1910 und 14,1% des Jahres 1911. Rebentisch glaubt, daß noch günstigere Heilerfolge erzielt worden wären, wenn die Erkrankten rechtzeitig, d. h. sofort nach Erkennen der Milzbrandpustel in das Krankenhaus eingeliefert worden wären. Demgegenüber ist indessen zu erwähnen, daß nach den im Bezirk Schleswig gesammelten Erfahrungen die Heilerfolge trotz aller Vorsichtsmaßregeln zuweilen durch eine ungewöhnlich hohe Virulenz der Milzbrandsporen auf das ungünstigste beeinflußt werden können. Im Bezirk Schleswig waren im Jahre 1910 von 11 Milzbranderkrankungen 2, im Jahre 1912 von 13 Erkrankungen keine und im Jahre 1911 von 15 Erkrankungen 4 Todesfälle zu verzeichnen. Letztere ereigneten sich innerhalb der kurzen Zeit von 6 Wochen bei nur 7 Erkrankungen, von denen 6 Erkrankungen mit 3 Todesfällen in einem einzigen Betriebe vorkamen. In einem Falle lag innerer Milzbrand vor; der betreffende Arbeiter hatte entgegen allen Warnungen beim Ausschneiden schlechter Stellen aus den eben aus den Weichen gekommenen Häuten, das Messer des öfteren zwischen die Zähne genommen. Im übrigen hatte die Einlieferung der Kranken am 1. bzw. 2. Tage nach der Erkrankung stattgefunden. Und trotzdem dieses erschreckend hohe Todesziffer! In Frankreich hat man meines Wissens zuerst auf dieses zuweilen vorkommende, gefährliche Auftreten des Milzbrandes aufmerksam gemacht und dafür die passende Bezeichnung „charbon foudroyant" gewählt. — Man ist heute übrigens in der Lage, solche gefährlichen Milzbrandstämme mit sehr hoher Virulenz künstlich zu züchten.

Der vorerwähnten konservativen Behandlung haben sich keineswegs alle Ärzte angeschlossen. Der Direktor des Krankenhauses in Neumünster, Geheimer Sanitätsrat Dr. Barlach, dem gleichfalls viele Erfahrungen in der Behandlung von Milzbrandkranken zur Verfügung stehen, tritt für ein sofortiges operatives Vorgehen ein, und zwar geschieht dies durch Aufschneiden des schwarzen Schorfes, Umkreisen der Milzbrandpustel mit einer mittels des Thermokauters (Glüheisen) hergestellten Furche und ferner durch subkutane Jodeinspritzungen rund um die Pustel herum, durch welche Maßnahmen der Herd der Infektion beschränkt werden soll. Die durch schwere Anschwellungen — Ödeme — verursachten schmerzhaften Spannungen werden durch tiefe Einschnitte möglichst aufgehoben. Im übrigen wird auch für strengste Ruhelage, insbesondere der infizierten Stelle, nötigenfalls durch Schienung, gesorgt.

Bemerkenswert ist die auf einem von dem französischen Arbeitsminister herausgegebenen Merkblatt enthaltene Forderung, innerhalb der ersten 24 Stunden ein Ausbrennen der Milzbrandpustel zu bewirken.

Darin stimmen aber sämtliche Ärzte überein, und die Berufsgenossenschaft wirkt energisch in diesem Sinne, daß die möglichst frühzeitige Einlieferung des Erkrankten die sicherste Gewähr für eine baldige Heilung bildet.

Neuere Heilmittel. In neuerer Zeit werden besonders von italienischen Ärzten intravenöse Sublimateinspritzungen empfohlen. Ferner haben Sclavo und auch Sobernheim Serumlösungen hergestellt, die bei schweren Milzbranderkrankungen gute Dienste geleistet haben. Gewerbeinspektor Dr. med. Holtzmann in Karlsruhe berichtet, daß eine große Gerberei seines Bezirks stets Sobernheimsches Serum für den behandelnden Arzt bereit hält. — Endlich wird auch das Salvarsan Ehrlichs in neuester Zeit — u. a. auch von Barlach in Neumünster — erfolgreich angewandt. —

Die Hoffnung erscheint berechtigt, daß man mit Hilfe dieser Mittel, die vielleicht auch zu einer Schutzimpfung der gefährdeten Personen führen können, in absehbarer Zeit auch eine Herabsetzung der Todesfälle bei den vorgeschrittenen und spät zur Behandlung gelangten schweren Milzbranderkrankungen erreichen wird.

Eigenschaften des Milzbranderregers. Die im Interesse der Erhaltung der Art mit großer Widerstandskraft ausgestatteten Milzbrandsporen sind es, auf welchen die große Gefährlichkeit des Milzbrandes beruht, denn der lebende Bazillus selbst erliegt schon sehr leicht den verschiedenartigsten Einflüssen. Über die Widerstandsfähigkeit der Bazillen und Sporen des Milzbrandes ist aus dem neuen Handbuche der Hygiene von Rubner, Gruber und Ficker, sowie dem Lehrbuche über „Spezielle Pathologie und Therapie der Haustiere" von Hutyra und Marek folgendes hervorzuheben.

Die Bazillen können durch Eintrocknen im Sonnenlicht in dünner Schicht binnen 6½—15 Stunden, durch Erwärmen auf 55—58 Grad C aber schon in 10—15 Minuten abgetötet werden. Bei — 10 Grad gehen sie in 10—20 Tagen ein. In faulendem Blut, insbesondere bei Luftmangel, im faulenden uneröffneten Tierkadaver stirbt er bei warmer Witterung in 2—3 Tagen ab. Die gebräuchlichen Desinfektionsmittel vernichten ihn bereits in verdünnten Lösungen, z. B. auch verdünnte Kalkmilch. — 2 prozentige Karbolsäurelösung tötet die Bazillen schon binnen 10 Minuten ab; auch die Salzsäure des Magensaftes vermag sie zu vernichten.

Ganz anders verhalten sich die Sporen, die durch Eintrocknen überhaupt nicht vernichtet werden; an Seidenfäden eingetrocknet, erwiesen sie sich nach 18½ Jahren noch als keimfähig (Szekely). In trockener Erde hat man die Sporen noch nach 15 Jahren entwicklungsfähig gefunden. Von den Desinfektionsmitteln tötet Sublimat, in einer Lösung von 1 : 1000, die Sporen binnen 20 Minuten ab. Wirksam sind frisches Chlor- oder Bromwasser (2%), Formaldehyd (1—2%), Kaliumpermanganat, Lysol, Karbolsäure, frischer Chlorkalk (5%). — Eine Abtötung der Sporen soll nach eingehenden, von Hilgermann und Marmann[1]) im März v. Js. im Archiv für Hygiene veröffentlichten Versuchen bei dem sogenannten Äschern der Häute mittels Ätzkalk und Anschärfung mit Schwefelnatrium mit Sicherheit nicht erfolgen. Bei ungewöhnlich stark, bis zu 10%, mit Schwefelnatrium angeschärften Äschern hatte allerdings in 48 Stunden eine Abtötung stattgefunden. Bei praktisch in Betracht kommenden Äschern blieben die Sporen nach 12 und 17 Tagen noch keimfähig. Im übrigen soll die Resistenz der einzelnen Milzbrandbazillenstämme ziemlich beträchtlichen Schwankungen unterliegen.

Aus der Betrachtung, daß die Milzbrandsporen von dem sehr wirksamen Desinfektionsmittel Chlorkalk zur Abtötung 5% erfordern, was pro Kubikmeter Abwasser 50 kg = 1 Ztr. ausmacht, ergibt sich, daß der oft in den Genehmigungsurkunden wiederkehrende Vorbehalt einer Desinfektion der Abwässer eigentlich völlig zwecklos ist, denn solche Mengen sind einmal wirtschaftlich unerschwinglich, andererseits würde der Vorfluter ganz vergiftet werden.

Da der Zentner Chlorkalk 12,50 M. kostet (Kahlbaum-Berlin), so würde eine mittelgroße Lederfabrik mit einer täglichen Abwassermenge von etwa 100 cbm für die zu verwendenden 100 Ztr. Chlorkalk täglich 1250 M. an Desinfektionskosten auszugeben haben!

Dabei ist noch zu beachten, daß ein großer Teil des Chlors zur Oxydation von in den Abwässern reichlich vorhandenen, gelösten und suspendierten organischen Stoffen verbraucht wird, und dieser Anteil eigentlich zu ersetzen wäre, um eine zuverlässige Desinfektion zu ermöglichen.

Verrieselung der Abwässer. Eine Desinfektion der Abwässer dürfte daher bei der Bekämpfung der Milzbrandgefahr völlig auszuscheiden sein. Sind die Milzbrandsporen einmal mit den Weichwässern in die Abwässer gelangt, so bleibt nach dem heutigen Stande der Wissenschaft nur noch die Berieselung übrig, sofern man nicht die größten Gefahren für die Viehzucht heraufbeschwören will. Gerade bei der mehrerwähnten großen Vacheledefabrik in Neumünster ist durch eine jahrzehntelang durchgeführte Berieselung gezeigt worden, daß man auf diese Weise, selbst wenn schwer milzbranddurchseuchtes Häutematerial zur Verarbeitung gelangt, die milzbrandgefährlichen Abwässer einwandfrei beseitigen kann. Es dürfte daher angebracht sein, über diese großzügig durchgeführte und wohl einzig dastehende Berieselungsanlage einiges auszuführen.

Die etwa 900 cbm betragenden täglichen Abwassermengen werden einer großen Sammelgrube zugeführt, aus welcher sie hochgebaggert

---

[1]) Hilgermann & Marmann: Untersuchungen über die durch Gerbereien verursachten Milzbrandgefahren und ihre Bekämpfung; Nachprüfung der von Seymour-Jones und Schattenfroh vorgeschlagenen Desinfektionsmethoden. — Arch. f. Hyg. Bd. 79, 1913, S. 168.

und mittels eines Dückers drei, etwa 100 m langen und 5 m breiten Absatzbecken zugeführt werden. Nach Passieren der Becken werden die Abwässer durch lange, teils offene, teils geschlossene Leitungen auf die Rieselfelder gebracht und versickert. Das ganze zur Verfügung stehende Gelände beträgt 37 ha, also etwa 150 Morgen. Ein großer Teil hiervon, = 26 ha, dient zur Anlegung von Baumschulen, während ein Teil = 11 ha — mit Getreide und Hackfrüchten (Kartoffeln und Rüben) bestellt wird. Letzteres wird im allgemeinen für die Berieselung, ersteres, das Baumschulenland, zur Unterbringung des in den großen Becken abgesetzten Schlammes benutzt. Der Schlamm wird entweder durch Versickernlassen der nicht abgesetzten Abwässer oder, nachdem er aus den großen Absatzbecken entfernt und durch Absickernlassen stichfest geworden ist, durch Abkarren auf das Baumschulenland gebracht und später öfters mit einem kleinen Pflug umgebrochen, worauf alsdann die Bepflanzung erfolgen kann.

Wenn man in den wissenschaftlichen Lehrbüchern liest, daß die Milzbrandsporen sich 15 Jahre und noch länger, ohne an Lebenskraft einzubüßen, im Erdboden aufzuhalten vermögen, sollte man meinen, daß sich auf diesem Rieselgelände allmählich eine so große Zahl von Milzbrandsporen angereichert haben müßte, daß ein Arbeiten in den Baumschulen geradezu lebensgefährlich sein müßte. Es ist indessen noch niemals ein Gärtner bei seiner Arbeit an Milzbrand erkrankt, obwohl doch diese Leute beim Einpflanzen, Ausgraben und Verschicken der Bäume und Sträucher mit der Erde oft genug in Berührung kommen. — Ein jüngerer Gärtnerbursche hat sich zwar einmal eine Milzbrandinfektion zugezogen, aber die nachweisliche Ursache war, daß er, um ein ausgebrochenes Feuer besser sehen zu können, eine hochgelegene Abwasserrinne erklettert und sich hierbei Hautwunden zugezogen hatte. — Auch hat man nie von Infektionen durch die versandten Sträucher gehört. —

Was die Verfütterung der auf dem Rieselgelände geernteten landwirtschaftlichen Produkte anbelangt, so war in früheren Jahren ab und zu mal der Verlust eines Rindes oder Pferdes zu beklagen; seit man aber jede Kopfdüngung von Pflanzen oder Gräsern vermeidet und die zu verfütternden Hackfrüchte stets vorher kocht, sind Viehverluste nicht mehr eingetreten.

Es darf nach diesem Beispiel aus der Praxis vielleicht doch wohl geschlossen werden, daß die Milzbrandsporen in einem Erdboden, in welchem reichliche Vegetationsvorgänge sich abspielen, durch Überwucherung von Bodenbakterien und durch andere, bisher nicht aufgeklärte Vorgänge, innerhalb viel kürzerer Fristen, als in einigen Fällen wissenschaftlich festgestellt worden ist, zum Erliegen kommen.

Schlammverwertung. Für diese Annahme sprechen m. E. auch die Erfahrungen, die man mit der üblichen Verwertung des Schlammes aus den Gerbereien zu Dungzwecken gemacht hat. Hilgermann und Marmann haben sich eingehend mit dieser Frage beschäftigt und sie auch experimentell zu klären gesucht. Im Verfolg ihrer Untersuchungen über die Abtötungsmöglichkeit der Milzbrandsporen durch die Äscherflüssigkeiten haben sie ermittelt, wie sich die Milzbrandsporen gegenüber dem hauptsächlich im Gebereischlamm enthaltenen chemischen Agens, dem Kalk, verhalten, der in der Regel auch den aus dem Schlamm hergestellten Komposthaufen noch zugemischt wird. Sie fanden, daß Milzbrandsporen in 5 proz. Ätzkalklösung 3 Monate, in 10 proz. 2 Monate und in 20—30 proz. weniger als 1 Monat lebensfähig bleiben. Sie empfehlen auf Grund dieser Versuche, daß behördlicherseits vorgeschrieben werden möge, daß der Schlamm zu Komposthaufen mit mindestens 20% Ätzkalkgehalt vereinigt werde, und daß seine Benutzung als Dünger erst nach dreimonatlicher Lagerung stattfinden darf. Im übrigen geben sie aber zu, daß über nachweislich durch den Schlamm entstandene Milzbrandverbreitung nur sehr wenig bekannt ist. Im ganzen scheine die Gefahr der Milzbrandverschleppung nicht groß zu sein. — Jedenfalls ist es auffallend, daß bei der jahrelang geübten massenhaften Verwendung des Schlammes so wenig tatsächliches Material über eine stattgefundene Milzbrandverschleppung vorhanden ist. — Es dürfte m. E. darauf zu halten sein, daß stets eine Vermischung des gefährlichen Schlammes der Weichen mit dem der Äscher unter reichlichem Kalkzusatz sowie eine mehrmonatliche Lagerung in Komposthaufen zu erfolgen hat. Man darf annehmen, daß die in den Komposthaufen herrschende feuchte Wärme die Sporen zum Auskeimen bringt, und daß alsdann die empfindlichen Bazillen durch den Ätzkalk abgetötet werden.

Grundwasserverseuchung. Mehrfach sind auch Befürchtungen laut geworden, daß bei nicht genügender Größe der Rieselflächen eine Verseuchung des Grundwassers durch Milzbrandsporen eintreten könnte. Diese Gefahr ist nicht von der Hand zu weisen. Besondere Besorgnisse dürften indessen nicht vorliegen, wenn starke, leicht durchlässige, sandige Erdschichten zur Verfügung stehen, und die Entnahme des Grundwassers bzw. die Ableitung des Drainagewassers zum Vorfluter in reichlicher Entfernung von der Rieselstelle stattfindet. Bei der in solchen Fällen gewöhnlich eintretenden Stauung des Grundwasserstroms, die nur ein sehr langsames Vorwärtsschreiten des Abwassers im Erdboden ermöglicht, darf angenommen werden, daß sich die Klärung des Abwassers auch auf die völlige Zurückhaltung der verhältnismäßig großen Milzbrandsporen erstreckt.

Im Anschlusse hieran möge erwähnt werden, daß auch biologische Kläranlagen im vorliegenden Falle versagen, wie dies Untersuchungen, welche an der biologischen Versuchsanlage in der englischen Gerberstadt Yeovil von der Königlichen Abwasserkommission vorgenommen wurden, ergeben haben. (Vgl. Schiele, Abwasserbeseitigung von Gewerben und gewerbereichen Städten. Berlin 1909. Ang. Hirschwald, S. 317.) — Selbst die so wenig widerstandsfähigen Typhusbakterien hat man in den Abflüssen der biologischen Reinigungsanlagen nachweisen können. (Vgl. Dunbar, Leitfaden für die Abwasserreinigungsfrage.)

Filterbeete. Wenn man nach allem in der Berieselung der Gerbereiabwässer ein gutes erprobtes Mittel in der Bekämpfung des Milzbrandes besitzt, so darf man sich nicht verhehlen, daß man manchen alten Gerbereien gegenüber wegen Fehlens von leichteren Böden dieses Mittel gar nicht zur Anwendung bringen kann. — In solchen Fällen kann man sich nötigenfalls mit eigens hierzu hergerichteten Sandfiltern von etwa 75 cm Mächtigkeit, die in genügender Zahl und Größe zum Zwecke des Auswechselns anzulegen sind, helfen. Voraussetzung muß jedoch eine gute Vorklärung der Abwässer durch Emscher- oder Kremerbrunnen usw. sein. Als ein zuverlässiges, die Milzbrandsporen völlig beseitigendes Mittel werden derartige Filterbeete indessen wohl nicht angesehen werden können; immerhin erscheinen sie in Ermangelung anderer Mittel zur Herabminderung der Milzbrandgefahr geeignet. — Daß man durch Erzeugung dichter Niederschläge (Alaun + Kalk) und Absitzenlassen den größten Teil der Sporen aus dem überstehenden Abwasser niederreißen kann, sei gleichfalls erwähnt. Bei der Unmöglichkeit, die zuverlässige Durchführung der erforderlichen Maßnahmen durch eine genügende Kontrolle sicherzustellen, wird diesem Verfahren, von Ausnahmefällen abgesehen, kaum eine besondere Bedeutung beizumessen sein.

Desinfektion von Häuten und Fellen. Es bedarf keiner Frage, und von einsichtigen Gerbereibesitzern ist mir dies zugegeben worden, daß die Lederindustrie mit allen Mitteln danach streben muß, den Gerbereiprozeß so herauszubilden, daß eine Abtötung der Milzbrandsporen in der Gerberei bewirkt wird und dem Vorfluter durch die Abwässer somit keine Milzbrandkeime mehr zugeführt werden. Mit anderen Worten, es muß das Ziel mit allen erdenklichen Mitteln angestrebt werden, auch betreffs der Gerbereien eine zuverlässige Desinfektionsmethode für das Rohmaterial, die Häute und Felle, zu erhalten, wie es bei der Tierhaarverarbeitung schon seit Jahren gelungen ist.

Es ist hocherfreulich, daß in den letzten drei Jahren auf verschiedenen hygienischen Instituten von Universitäten und tierärztlichen Hochschulen und an anderen Stellen eine wissenschaftliche Tätigkeit nach dieser Richtung entfaltet worden ist, wie nie zuvor. Die Versuche sind noch nicht soweit abgeschlossen, daß bereits ein wirtschaftlich durchführbares, zuverlässiges Desinfektionsverfahren für die Praxis empfohlen werden könnte; immerhin ist eine gute Grundlage geschaffen worden, die eine Erreichung des gesteckten Zieles in absehbarer Zeit erhoffen läßt.

Anläufe zur Desinfektion von Häuten und Fellen haben bereits mehrfach in früheren Jahren stattgefunden. Schon 1897 empfahl der Italiener Gorini[1]) Flußsäurelösungen von 1—5 pro Mille als ein zuverlässig erfundenes Mittel zur Abtötung von Milzbrandsporen. Angaben über eine Verwendung des Mittels in der Praxis fehlen jedoch. —

---

[1]) Gorini: Giornale d. R. Soc. Ital. d'Igiene 130. 1897.

1902 gelang es v. Esmarch[1]), Felle in 1—2 proz. Formaldehydwasserdämpfen von 70 Grad bei partiellem Vakuum zu desinfizieren. Xylander[2]) bestätigte die Versuche nur zum Teil; bei trocknen, eingewickelten Fellen fehlte die Tiefenwirkung. — Zudem bewies Gins, daß das nach einem solchen Prozeß erzielte Leder unbrauchbar war. Hierzu genügte aber auch schon die Einwirkung eines Wasserdampfes von 60 Grad allein, ohne Formaldehyd. Xylander erprobte außer Formaldehyd Sublimat, Lysol u. a. als Zusätze zu den Weichwässern, ohne Erfolg zu erzielen; Formaldehyd erwies sich auch hier als schädlich und Sublimat erschien als zu gefährlich für die Praxis.

Interessant ist ein Versuch von Breckle[3]), der das Ziel dadurch zu erreichen suchte, daß er zunächst die Sporen zum Auskeimen brachte, um die viel empfindlicheren Bazillen alsdann mit leichter Mühe abtöten zu können. Er stellte fest, daß bei einer Temperatur von 43—44 Grad die Milzbrandsporen auskeimen, ohne weitere Sporen alsdann bilden zu können; indessen fand bereits bei einer nur 4 Grad niedrigeren Temperatur wieder Sporenbildung statt. Die Einhaltung einer solch genauen Temperatur läßt sich jedoch technisch nicht durchführen.

Im Januar 1911 wurde von dem Engländer Seymour-Jones[4]) eine Methode zur Sterilisierung von Häuten und Fellen bekanntgegeben, nach welcher eine genügende Desinfektion durch 24stündiges Einlegen der Felle in eine Mischung von 1% Ameisensäure und 0,02% Sublimat mit nachfolgendem einstündigen Eintauchen in konzentrierte Kochsalzlösung erreicht werden sollte. Bei der Stellung Seymour-Jones als Präsident der Internationalen Kommission für Behandlung und Desinfektion von Häuten und Fellen erregte die Veröffentlichung dieser Methode in allen beteiligten Kreisen berechtigtes Aufsehen. — Durch Ponder wurde die Methode bakteriologisch nachgeprüft und im allgemeinen bestätigt. Auffallen mußte jedoch, daß die Kontrolltierversuche ein schlechtes Resultat ergaben.

Im Juli 1912 erschien im Anschluß an eine in Brüssel stattgefundene Konferenz der genannten Internationalen Kommission unter den von ihr über die zweckmäßige Behandlung der Häute und Felle veröffentlichten Vorschlägen auch diese neue Methode als statthafte Desinfektion, „bis der Beweis erbracht ist, daß eine solche Lösung als Sterilisierungsmittel unwirksam ist".

Zugleich sollte ein von Professor Becker, Frankfurt a. M., empfohlenes Mittel, 0,05% Senföl zur Desinfektion zu verwenden, näher untersucht werden. Die Anwendung von Senföl ist inzwischen von Holtzmann stark in Frage gestellt worden.

---

[1]) v. Esmarch: Hyg. Rundschau 12. 961. 1902. — Festschrift f. Rob. Koch 239. 1903.
[2]) Xylander: Arb. a. d. Kais. Ges.-Amt, Bd. 25, S. 457. 1907.
[3]) Breckle: Zentralbl. f. Bakt. usw. I, 50, 101, 1909.
[4]) Seymour-Jones: Ledertechn. Rundschau 1911, Nr. 9 u. 10. Günther-Berlin.

Als nicht geeignet wurde die von Professor Schattenfroh in Vorschlag gebrachte Kochsalz-Salzsäure-Methode (mittelst sog. Pickelbeize) bezeichnet.

Gerade dieses Verfahren hat aber bis jetzt die meisten Aussichten praktisch verwertet zu werden.

Professor Schattenfroh in Wien hatte im Juni 1911, offenbar veranlaßt durch die 5 Monate früher erfolgte Veröffentlichung des Verfahrens von Seymour-Jones, in der Ledertechnischen Rundschau zunächst eine vorläufige Mitteilung gebracht unter dem Titel: Ein unschädliches Desinfektionsverfahren für milzbrandinfizierte Häute und Felle[1]). Er hatte die desinfizierende Kraft der namentlich in Chromgerbereien gebräuchlichen sogenannten Pickelbeize, die aus Kochsalz und Salzsäure besteht, eingehender untersucht und überraschenderweise gefunden, daß ein solches Gemisch stärker desinfizierend wirkt als Salzsäure allein bei gleichem Prozentgehalt an Chlorwasserstoff (HCl). Auf Grund der an sporenhaltigen Seidenfäden, als auch an Schaf- und Ziegenfellen gemachten Versuche kommt er zu dem Ergebnis, daß die Pickelbeize auf resistente Milzbrandsporen kräftig und verläßlich einwirkt. Er empfiehlt daher auf Grund seiner Versuche eine behördliche Verordnung, daß ausschließlich vorschriftsmäßig gepickelte Häute und Felle in den Verkehr gelangen dürfen. Das Material seiner wissenschaftlichen Beweisführung stellte er in baldige Aussicht.

Noch mehr als das Seymour-Jones'sche Verfahren erregte diese von Schattenfroh mitgeteilte Methode das größte Interesse in allen Lederindustriekreisen, vor allem auch im Schleswiger Bezirk, wo bei der starken Verarbeitung von trocknen Wildhäuten so manche Schäden durch Milzbrand sich eingestellt hatten. Zudem handelte es sich um alte bekannte billige Chemikalien, durch welche Schädigungen an den von Schattenfroh gepickelten Fellen nicht verursacht worden waren. — In den Jahresberichten der preußischen Regierungs- und Gewerberäte für 1911 wird bereits von dem Koblenzer Beamten über nach diesem Verfahren vorgenommene Versuche berichtet, die indessen kein günstiges Ergebnis geliefert hatten.

Unterdessen waren die veröffentlichten Angaben von Seymour-Jones und von Schattenfroh von Erich-Moegle[2]) voll bestätigt worden. — Nachdem so die Verläßlichkeit der Schattenfrohschen Methode außer Zweifel gestellt schien, hielt ich es für ratsam, Versuche anzuregen, die feststellen sollten, ob denn überhaupt die fast steinharten trocknen Wildhäute ohne Nachteil für die Qualität des Leders dem Pickelverfahren unterworfen werden könnten. Der Leiter einer großen Lederfabrik in Neumünster ging bereitwilligst auf meine Vorschläge ein, und es wurde eine Reihe von Wildhäuten nach Schattenfroh unter Kontrolle des zuständigen Gewerbeinspektors

---

[1]) Schattenfroh: Ledertechn. Rundschau 1911, Nr. 25, S. 194.
[2]) Moegle: Zur Desinfektion milzbrandsporenhaltiger Häute und Felle. Zentralbl. f. Bakt. I. 66, S. 442.

mit der Kochsalz-Salzsäurebeize behandelt. Abgesehen von gewissen Unbequemlichkeiten in der Durchführung des Verfahrens konnte immerhin bestätigt werden, daß das erzielte Leder durchaus brauchbar war. Auf Wunsch der Lederversuchsanstalt in Freiburg i. S., der die Lederfabrik Mitteilung von ihren Versuchen gemacht hatte, wurden noch mehrfache Wiederholungen vorgenommen, und zwar sowohl mit 1% Chlorwasserstoff (HCl) und 8% Kochsalz bei gewöhnlicher Temperatur von 20 Grad C während mindestens 48 Stunden — bis zu 14 Tagen — als auch mit 2% Chlorwasserstoff (HCl) und 10% Kochsalz bei 40 Grad C während 6 Stunden. Im ganzen wurden 50 argentinische Wildhäute von je 9—10 kg Gewicht in dieser Weise behandelt.

Frage der Wirtschaftlichkeit. Leider ist indessen die wirtschaftliche Seite der ganzen Frage bis jetzt wenig ermutigend. In der von Schattenfroh in Aussicht gestellten Schrift, die von Gegenbauer und Reichel im Bd. 78 des Archivs für Hygiene im vorigen Jahre veröffentlicht ist[1]), wird bei Verwendung von Schaf- und Ziegenfellen pro Kilo Haut an Desinfektionsmitteln 79 Heller berechnet und zugleich angenommen, daß die praktische Durchführbarkeit und die ausreichende Wirksamkeit des Desinfektionsverfahrens erwiesen worden sei. Daß diese Annahme indessen für Gerbereien, welche trockne Rindhäute verarbeiten — die doch zum mindesten dieselben Konzentrationen an Kochsalz und Salzsäure beanspruchen müssen — bei Zugrundelegung eines solchen Unkostensatzes nicht zutreffend ist, möge nachstehende Betrachtung erweisen.

In dem Betriebe, in welchem die Versuche gemacht wurden, werden täglich ca. 1000 Häute im Gewicht von je ca. 12,5 kg verarbeitet. Auf die Haut kämen hiernach, 79 Heller = 67 Pfennig gerechnet, Unkosten im Betrage von etwa 8,37 M.; das macht bei 1000 Häuten 8370 M. täglich und bei 300 Arbeitstagen über 2½ Millionen Mark! — Bei knappester Berechnung der Unkosten kommt der Fabrikleiter bei viermaliger Verwendung der Beize zu einem wesentlich niedrigeren Satze, immerhin auf mindestens 350 000 M., welches aber noch mehr als das Doppelte der letztjährigen Dividende des gutrentierenden Unternehmens ausmacht.

Inzwischen sind die Angaben von Seymour-Jones sowohl durch Gegenbauer und Reichel als auch durch Ševčik (in Wien)[2]) und Hilgermann und Marmann als unrichtig nachgewiesen worden, während die Beobachtungen Schattenfrohs bestätigt wurden bis auf Ševčik. Diesem war jedoch das Mißgeschick untergelaufen, daß er mit 1 bzw. 2% der käuflichen Salzsäure gearbeitet hatte, die nur

---

[1]) Vict. Gegenbauer u. Heinr. Reichel: Die Desinfektion milzbrandiger Häute und Felle in Salzsäure-Kochsalzgemischen. Arch. f. Hyg., Bd. 78, 1.—3. Heft. R. Oldenburg, München.

[2]) Ševčik: Experimentelle Beiträge zur Frage der Desinfektion milzbrandsporenhaltiger Häute und Felle. Zeitschr. f. Inf.-Krankheiten usw., 13. Bd., 6. und 7. Heft, 1913. Rich. Schoetz, Berlin.

etwa 33proz. ist, während der Gehalt an Chlorwasserstoff (HCl) gemeint war. Er stellte daher neue Versuche in Aussicht. Diese Versuche sind nach einer mir von Ševčik zugegangenen Privatmitteilung inzwischen ausgeführt worden. Er untersuchte 3 Häute von an Milzbrand eingegangenen Rindern und fand, daß bei dreitätiger Behandlung von gutgetrockneten Hautstücken bei 15—20 Grad C mit 2% HCl und 10% Kochsalz die Schattenfrohsche Methode in 2 Fällen versagte, während in einem Falle die Desinfektion gelungen war. Eine der Häute wurde weiter bis zu 7 Tagen behandelt, und immer noch war die Desinfektion nicht erfolgt. Denselben Mißerfolg hatte er aber auch bei einem Schaffelle mit sehr fettiger Wolle bei 7tägiger Behandlung zu verzeichnen.

Zwar blieben in beiden Fällen die angelegten Platten frei von Milzbrand; aber 2 mit Preßsaft geimpfte Mäuse starben in 3 bzw. 5 Tagen.

Hiernach sind die Akten über das Schattenfrohsche Verfahren noch nicht geschlossen. Es wird neuer eingehender Versuche bedürfen, um die Mißerfolge Ševčiks aufzuklären, und um festzustellen ob die bei der Desinfektion von Schaf- und Ziegenfellen als bewährt gefundenen Konzentrationen der Pickelbeize auch gegenüber den trocknen Wildhäuten als zuverlässig sich erweisen. Vorerst scheint mir der Zweifel Ševčiks an einer genügenden Tiefenwirkung der Pickelbeize diesen Häuten gegenüber berechtigt zu sein.

Zu bemerken ist indessen, daß nach Gegenbauer und Reichel die Erhöhung der Temperatur bis 40 Grad C ungemein günstig im Sinne einer zuverlässigen Desinfektion wirkt. Man bedarf dabei auch weniger Mengen Salzsäure und Kochsalz, und endlich dürfte eine mehr als dreimalige Verwendung der Pickelbeize bei weiteren Untersuchungen trotz des zunehmenden Schmutzes, der aber durch Filterpressen beseitigt werden könnte, nicht aussichtslos zu sein. Trotz mancher aufgetretener Hindernisse muß m. E. daran festgehalten werden, daß der Hauptschlag in der Bekämpfung des Milzbrandes auf wissenschaftlichem, bakteriologischem Felde erfolgen muß.

Schlußfolgerungen. Auf Grund der vorgetragenen Ausführungen sind zur weiteren wirksamen Bekämpfung der Milzbrandgefahr folgende Vorschläge zu machen:

1. Als wichtigste Maßnahme ist eine behördliche Förderung aller Bestrebungen anzusehen, die die Auffindung einer zuverlässigen Desinfektionsmethode für Häute und Felle zum Ziele haben. Die Stellung eines hohen Geldpreises wird dabei für nützlich gehalten. — Da jedes Desinfektionsverfahren eine erhebliche Preissteigerung der Häute und Felle im Gefolge haben wird, so erscheint die allgemeine Einführung eines solchen Desinfektionsverfahrens nur auf Grund internationaler Vereinbarungen möglich.

2. Zur weiteren Förderung dieser Angelegenheit wäre es erwünscht, daß ähnlich, wie es durch die Schaffung einer Sprengstoff-Versuchsanstalt durch die Sprengstoffindustrie geschehen ist, auch die Begründung einer wissenschaftlichen Versuchsanlage durch die Lederindustrie angeregt würde, in der nicht nur technische, sondern auch

hygienische und bakteriologische Fragen unter Berücksichtigung der Praxis geprüft würden. Gegebenenfalls wäre die Lederversuchsanstalt in Freiburg i. S. entsprechend auszugestalten.

3. Die neueren ärztlich empfohlenen Mittel zur Behandlung von Milzbrandkranken: Das Serum von Sclavo bzw. von Sobernheim, sowie das Salvarsan Ehrlichs sind möglichst in allen Krankenhäusern, wo Milzbrandkranke öfters eingeliefert werden, eingehend zu untersuchen und, wenn bewährt gefunden, stets zur Anwendung vorrätig zu halten. — Im Zusammenhange hiermit wäre für eine gründliche Aufklärung aller in Betracht kommenden Krankenkassenärzte über die Behandlung Milzbrandkranker zu sorgen.

4. Auf die Durchführung der besonderen Unfallverhütungsvorschriften der Lederindustrie-Berufsgenossenschaft für den Verkehr mit ausländischen trockenen Häuten und Fellen ist nach wie vor das größte Gewicht zu legen. Darüber hinaus ist hinsichtlich der im Rohlager und in der Wasser- und Kalkwerkstätte beschäftigten Arbeiter jedoch zu fordern:

a) Ausstattung der Waschvorrichtungen mit Nagelbürsten.

b) Getrennte Aufbewahrung der Straßenkleidung und der Arbeitskleider; für erstere sind verschließbare Schränke zu verlangen Die Aufbewahrung der Kleider hat nach Möglichkeit im Waschraum zu erfolgen, der zweckmäßig so gelegt wird, daß man nur durch ihn zum Aufenthaltsraum gelangen kann.

5. Es erscheint eine wissenschaftliche Nachprüfung der Frage erforderlich, ob bzw. unter welchen Vorsichtsmaßregeln der Schlamm der Gerbereien landwirtschaftlich verwertet werden kann. — Bis dahin ist zu fordern, daß der aus den Weichen stammende Schlamm mit dem Äscherschlamm unter reichlicher Kälkung zu vermischen und mindestens auf 3 Monate vor seiner landwirtschaftlichen Verwertung zu kompostieren ist.

6. Bis auf weiteres ist bei der Genehmigung von Gerbereien, in welchen rohe Schaf- und Ziegenfelle oder trockne ausländische Rohhäute verarbeitet werden, stets völlige Rieselung zu verlangen. — Bei allen Gerbereien empfiehlt sich die Stellung der Vorbehaltsklausel (Ziffer 28 Abs. 6 der Ausf.Anw. zur Gew.Ordn.).

II. Die Bekämpfung der Milzbrandgefahr in den Roßhaarspinnereien, Haar- und Borstenzurichtereien, Bürsten- und Pinselmachereien.

Von

Regierungs- und Gewerberat Dr. R. Fischer-Potsdam.

In den Gerbereibetrieben stößt die Desinfektion des Rohmaterials, der Häute und Felle, auf große Schwierigkeiten. Wenn auch mit der Zeit einige besser geeignete Desinfektionsverfahren bekannt geworden sind, so haben sie sich in der Praxis doch noch nicht einführen können. Dagegen spricht die Menge des Materials, welches zur Desinfektion kommen müßte, sowie der Umstand, daß Häute und Felle auch materiell Schaden leiden werden, wodurch die Absatzverhältnisse des aus ihnen gewonnenen Leders stark beeinträchtigt werden würden. Das Desinfektionsverfahren stößt also hier auf technische und wirtschaftliche Hindernisse bedenklichster Art. Immerhin dürfen die Versuche, auch hier zu einwandfreien, allgemein anwendbaren und vollen Erfolg verbürgenden Bekämpfungsmitteln der Mizbrandgefahr für den Menschen zu gelangen, trotz aller sich entgegenstellenden Schwierigkeiten nicht unterbrochen werden. Im Gegenteil sind sie mit allen Mitteln zu fördern.

In der Tierhaarindustrie ist man zweifellos einen bedeutenden Schritt weiter als in der Lederindustrie. Hier konnte die Gesetzgebung bereits seit dem Jahre 1899 in schärferer Weise eingreifen, und es konnte für das Gebiet des Deutschen Reiches eine Bundesratsbekanntmachung (v. 28. Jan. 1899) erlassen werden, die die Desinfektionspflicht für gewisse ausländische Haare vorschrieb und die auf Grund der damit gemachten Erfahrungen und auf Grund der Untersuchungen Heims vom Kaiserlichen Gesundheitsamt über die Milzbrandinfektionsgefahr durch Ziegenhaare wiederum zum Erlaß der Bundesratsbekanntmachung vom 22. Oktober 1902 führte, die noch heute in Kraft ist. Sie betrifft die Einrichtung und den Betrieb der Roßhaarspinnereien, Haar- und Borstenzurichtereien sowie der Bürsten- und Pinselmachereien. Ihre Vorschriften finden Anwendung auf alle Anlagen genannter Art, in denen Pferde-, Rinder- oder Ziegenhaare, Schweinsborsten oder Schweinswolle zugerichtet oder zu Krollhaaren versponnen werden oder in denen unter Verwendung solcher Materialien Bürsten, Besen oder Pinsel hergestellt werden.

Die wichtigste Bestimmung, die diese Bekanntmachung enthält (§ 2), ist die, daß die aus dem Auslande stammenden Pferde-, Rinder- und Ziegenhaare, Schweinsborsten und Schweinswolle erst in Bearbeitung genommen werden dürfen, nachdem sie in demjenigen Betrieb, in dem die Bearbeitung stattfinden soll, vorschriftsmäßig desinfiziert worden sind.

Ausnahmen sind nur zulässig, wenn die Desinfektion nachweisbar vorher an anderer Stelle in einwandfreier Weise erfolgt ist, also z. B. in öffentlichen Desinfektionsanstalten, oder beim Bezuge bereits desinfizierten Materials durch den Lieferanten, worüber ebenfalls ein Nachweis zu erbringen ist.

Die Desinfektion muß nach Wahl des Betriebsunternehmers geschehen, entweder

1. durch mindestens einhalbstündige Einwirkung strömenden Wasserdampfes bei einem Überdrucke von 0,15 Atmosphären, oder
2. durch mindestens einviertelstündiges Kochen in zweiprozentiger Kaliumpermanganatlösung mit nachfolgendem Bleichen mittels drei- bis vierprozentiger schwefeliger Säure, oder
3. durch mindestens zweistündiges Kochen in Wasser[1]).

Gegen den Desinfektionszwang des ausländischen Materials wurden von seiten der Industrie von Anfang an bis heutigen Tages immerzu Einwände erhoben, indem besonders darauf hingewiesen wurde, daß, abgesehen von den Unkosten des Desinfektionsverfahrens, das Material durch Gewichtsverluste und Schädigungen seiner Struktur, durch Abnahme der Elastizität und Sprödewerden, durch Nachlassen des Glanzes und Beeinträchtigung der Farbe leide und infolgedessen der Absatz — besonders im Hinblick auf die Konkurrenz mit dem Auslande, das keinen Desinfektionszwang kenne — erheblich gefährdet sei. Eine gewisse Berechtigung[2]) kann man diesen Einwänden auch nicht absprechen, wenn sie auch zweifellos stark übertrieben sind. Man hat sie ja auch behördlicherseits insofern anerkennen müssen, als man die weißen Borsten von dem Desinfektionszwang unter gewissen Bedingungen ausgenommen hat, weil sie in der Tat durch die genannten Desinfektionsarten minderwertig und besonders in der Farbe unansehnlicher wurden. (§ 3 Abs. 2 d. B.-B. Außerdem sind noch gemäß § 4 Ausnahmen durch die höhere Verwaltungsbehörde zugelassen.) Im allgemeinen darf man aber wohl behaupten, daß der deutschen Tierhaarindustrie durch die gegebenen Vorschriften kein nennenswerter Schaden erwachsen ist. Als seinerzeit der Erlaß von Bundesratsvorschriften in die Wege geleitet und die Desinfektion der ausländischen Haare gefordert wurde, sah aber diese Industrie ihren sicheren Ruin bereits voraus!

---

[1]) Durch den Reichskanzler können noch andere Desinfektionsverfahren zur Auswahl zugelassen werden.

[2]) Versuche von Musehold (1899) und Migula (1898). Diese liegen sehr weit zurück und könnten daher eine Nachprüfung unter den heutigen Betriebsverhältnissen vertragen.

Inzwischen hatte sich aber auch das Ausland immer mehr mit der Desinfektion der Tierhaare befassen müssen, und es haben nunmehr ebenfalls Bestimmungen über die Desinfektion solcher Haare erlassen die Niederlande (bereits unter dem 9. Juni 1885), Ungarn (18. Mai 1905), England (20. Dezember 1907), Belgien (20. August 1908) und in gewissem Sinne auch Österreich durch eine Belehrung der Niederösterreichischen Statthalterei über die Gefahren der Milzbrandansteckung beim Menschen und deren Verhütung. Letztere ist abgedruckt im Österreichischen Sanitätswesen[1]), die zuerst erwähnten Bestimmungen sind in den Veröffentlichungen des Kaiserlichen Gesundheitsamtes zu finden[2]). Die ungarische und die englische Verordnung sind auszugsweise im Anhange wiedergegeben. Erstere ist der deutschen Verordnung fast vollkommen nachgebildet, umfaßt aber nur rohe Pferdehaare und rohe Schweinswolle, während letztere eine Reihe bemerkenswerter Abweichungen zeigt und nur die Desinfektion von chinesischem, sibirischem und russischem Pferdehaar fordert.

Dem Vorgehen dieser Staaten werden wohl auch andere über kurz oder lang folgen müssen.

Weitere Einwände wurden gegen die Wirksamkeit des Desinfektionsverfahrens selbst erhoben, zumal es ja Tatsache ist, daß es trotz des seit langen Jahren geübten Verfahrens nicht gelungen ist, die Milzbranderkrankungen der Arbeiter in den Roßhaarspinnereien usw. restlos zu bekämpfen. — Das hat aber, wie von Wissenschaftlern und besonders auch vom Reichsgesundheitsamt einwandfrei nachgewiesen worden ist, seinen Grund keineswegs in der Unwirksamkeit der geforderten Desinfektionsverfahren. Diese sind durchaus wirksam, wenn sie mit der gebotenen Sorgfalt ausgeführt werden, wenn also dafür gesorgt wird, daß die Desinfektion so durchgeführt wird, daß die gesamte der Desinfektion unterworfene Haarmenge in allen ihren Teilen der Einwirkung des Desinfektionsmittels während der vorgeschriebenen Zeit unterworfen wird. Ich bin der Ansicht, daß dieser Grundsatz auch heute in den größeren Betrieben in der Regel befolgt wird, daß man also heute nicht mehr daran denken wird, festumschnürte und festgepreßte Haarballen in ungeöffnetem und ungelockertem Zustande gewissermaßen nur pro forma dem Desinfektionsapparate anzuvertrauen. Denn bei Anwendung strömenden Wasserdampfes würden die inneren Schichten vollkommen unberührt bleiben und die Desinfektion in ihrem Endziele zwecklos sein. Wo man sich dieser Tatsache bewußt ist, wird nur lockeres, innen ebenfalls angriffsfähiges Material desinfiziert, d. h. die Ballen werden vorher durch Entfernen der Stricke, Eisenbänder und Leinwandumhüllungen geöffnet, und ihr gepreßter Inhalt wird gelockert oder ganz auseinander genommen. Dadurch steigert sich natürlich die Gefahr für die Arbeiter, die die Desinfektion zu besorgen haben. Auch in alte

---

[1]) 1907, S. 234.
[2]) 1910, S. 748 (Ungarn), s. Anh. I; 1909, S. 286 (England), s. Anh. II; 1909, S. 23 (Belgien).

Bettüberzüge verpackte Haare konnten in einem Falle beobachtet werden, so daß auch die Übertragung anderer Krankheitstoffe nicht ausgeschlossen ist.

Im übrigen hat das Lockern des Balleninhaltes insofern ja keine formellen gesetzlichen Bedenken, da im Rahmen der Bundesratsbekanntmachung vor Ausführung der Desinfektion verschiedene Verrichtungen zugelassen werden mußten, wie die Prüfung der Beschaffenheit der Materialien und ihre Vorbereitung zur Desinfektion, worunter auch das unbedingt notwendige Bündeln von Borsten und Haaren (vgl. auch Erlaß des Herrn Ministers für Handel und Gewerbe vom 21. Juni 1909, J.-Nr. III 5055), das Abschneiden der Haare vom Schweifleder u. a. fällt. Diese Arbeiten und auch der gesamte Transport nach und auf dem Lager sowie von diesem nach dem Desinfektionsraum gefährden die Arbeiter aber stark. Gerade die Transportarbeit erfordert manche Opfer, da hierzu vielfach andere, mit der Milzbrandgefahr nicht genügend vertraute Leute nur zeitweise herangezogen werden müssen. Das wird auch bewiesen dadurch, daß bei der Güterbeförderung nach der für die Jahre 1911 und 1912 veröffentlichten Reichsstatistik im allgemeinen von 7 bzw. 10 Milzbrandfällen vier bzw. fünf mit dem Tode endeten.

Durch die Vorschriften der Bundesratsbekanntmachung können die Gefahren bei den genannten Arbeiten vor der Desinfektion nicht bekämpft werden. Hier kann nur durch besondere Sauberkeit und persönliche Vorsicht des Arbeiters ein gewisses Maß von Schutz erreicht werden, wodurch natürlich nach Lage der Umstände Infizierungen nicht ausgeschlossen sind.

Aber auch im sonstigen Betriebsbereiche sind Ansteckungen nicht ausgeschlossen, trotz der Desinfektionsmaßnahmen. Nach der Statistik für die Jahre 1910, 1911 und 1912 sind im Deutschen Reiche beim Verkehr mit Tierhaarmaterial (Haaren, Borsten) oder bei dessen Verarbeitung 16, 19 und 22 Milzbrandfälle vorgekommen. Davon entfielen
im Jahre 1910 auf den Betrieb von
1. Roßhaarspinnereien . . . . 12 darunter 1 Todesfall,
2. Bürsten- und Pinselmachereien . . . . 4 ,, 2 Todesfälle,
im Jahre 1911 auf
1. Borstenhandlungen, Tierhaarlager . . . 2 ,, 1 Todesfall
2. Roßhaarspinnereien . . . . 16 ,, 3 Todesfälle
3. Bürstenmachereien . . . . 1 ,, 0 Todesfall
im Jahre 1912 auf
1. Roßhaarspinnereien . . . . 11 ,, 1 Todesfall,
2. Roßhaarzurichtereien . . . . 1 ,, 0 ,,
3. Bürsten- und Pinselmachereien . . . . 10 ,, 3 Todesfälle.

Außerdem ist im Jahre 1910 eine Erkrankung aus einer Wollkämmerei gemeldet worden, wo Milzbranderkrankungen auffallenderweise zu den Seltenheiten gehören[1]), und im Jahre 1912 drei Erkrankungen

---

[1]) Vermutlich werden die Milzbrandkeime in dem stark alkalischen Woll-

bei der Herstellung von Filz und dem Hantieren damit und eine beim Verarbeiten von Roßhaargewebe.

Rein statistisch betrachtet, handelt es sich somit um recht wenige Erkrankungen, wenn man bedenkt, daß 1912 im Deutschen Reich gezählt wurden nach Tabelle II der Jahresberichte der Gewerbeaufsichtsbeamten:

496 Anlagen mit 16 275 Arbeitern und nach Tabelle III
931   ,,   ,, 1 327   ,,   also insgesamt
_____
1427 Anlagen mit 18 433 Arbeitern. (Näheres s. Anh. III.)

Die Fälle in den Roßhaarspinnereien sind nun in allen Betriebsabteilungen und bei allen auszuführenden Arbeiten vorgekommen, denn sie ereigneten sich beim Abladen, beim Auspacken am Desinfektionsapparat, im Sortierraum, im Hechelraum an Hechelmaschinen, am Wolf, an Mischmaschinen, im Spinnraum an der Spinnmaschine, beim Aufdrehen der Krollhaare und schließlich beim Ausfegen der Arbeitsräume. Es ist also kein Betriebsteil und keine Arbeit davon verschont geblieben, obwohl die Desinfektion angeblich überall durch strömenden Wasserdampf vorschriftsmäßig erfolgt war.

Die Milzbrandkeime müssen also doch noch in dem desinfizierten Material vorhanden gewesen sein, vielleicht dadurch, daß bei der Desinfektion oder der Beseitigung von Abfällen und Staub nicht ganz vorsichtig verfahren ist, — oder sie müssen nicht desinfektionspflichtigem, also inländischem Material angehaftet haben. An Hand der statistischen Erhebungsformulare ist für 1911 festgestellt worden, daß durch ausländisches Material 8 Fälle (2 Todesfälle) und durch inländisches Material 2 Fälle (1 Todesfall) veranlaßt wurden; in 7 Fällen war nicht bestimmt zu ermitteln, welches Material die Ursache abgeben konnte. 1912 wurde die Ansteckung zurückgeführt auf ausländisches Haarmaterial bei 12 Erkrankungen (2 Todesfälle), auf inländisches Haarmaterial bei einer Erkrankung, unaufgeklärt blieben, ob ausländisches oder inländisches Material der Anlaß war, 9 Erkrankungen (2 Todesfälle). Und letzteres ist ja in der Tat auch besonders schwierig, wenn man bedenkt, daß bei der Verarbeitung in der Regel eine ganze Reihe von Haarsorten gemischt werden. Man kann dann tatsächlich nicht mehr wissen, in welcher Sorte sich der Ansteckungsstoff wohl befunden haben mag.

Auch Professor Dr. J. Schnürer von der Wiener tierärztlichen Hochschule, auf dessen Arbeiten ich später noch kommen werde, weist an Hand eines ausgiebigen Materials darauf hin, daß den Vorschriften der Bundesratsbekanntmachung vom 22. Oktober 1902 aus den bereits vorerwähnten Gründen kein voller Erfolg beschieden gewesen sei. Er verlangt daher unter sehr sachlicher Begründung die obligatorische Desinfektion des gesamten Rohmaterials in- und ausländischer Herkunft in eigenen, staatlich zu kontrollierenden Desinfektionsanstalten an der

---

schweiß abgetötet, auch wird durch den Fettgehalt der Wolle jede gefährliche Staubentwicklung verhindert. Wird dennoch Milzbrand beobachtet, so liegt die Ursache vielleicht in Verfälschungen der Wolle (z. B. durch Ziegenhaare).

Grenze (für das ausländische Material) oder in den Handelsplätzen und wünscht, daß diese obligatorische Desinfektion zwecks Erhaltung der Konkurrenzfähigkeit Gegenstand einer internationalen Übereinkunft werde.

Dabei verweist er noch mit Recht darauf, daß die Konstatierung der Herkunft der Borsten und Haare ganz beträchtliche Fachkenntnisse voraussetze, meistens aber ganz unmöglich sein dürfe und daher Hintergehungen nicht entdeckt werden könnten; — daß die strenge räumliche Absonderung des desinfektionspflichtigen Materials von anderem doch nicht immer durchführbar sei; — daß Verwechslungen nicht ausgeschlossen seien und die Desinfektion besonders im Kleinbetriebe immer Mängel haben müsse.

Man wird also in der Tat zu einer radikalen Bekämpfung der Milzbrandgefahr in den Roßhaarspinnereien nur gelangen können, wenn sämtliches Rohmaterial, einerlei, ob aus- oder inländisch, dem Desinfektionszwang unterworfen wird.

Ich darf dabei erwähnen, daß auch der Herr Minister für Handel und Gewerbe im Jahre 1901 bereits einmal die Desinfektionspflicht der inländischen Haare zum Gegenstand von Erwägungen gemacht hatte (Erlaß vom 13. Juli 1901, J.-Nr. IIIa 5891), als es sich darum handelte, die Bundesratsbekanntmachung vom 28. Januar 1899 zu verschärfen.

Hier muß aber auch bemerkt werden, daß unter der Handelsbezeichnung „Deutsche Haare" nicht immer deutsches Haar zu verstehen ist, daß hierzu z. B. auch dänische Haare rechnen sollen. Es ist also möglich, daß auf diese Weise ausländisches Haar in nicht desinfiziertem Zustand in einem Betriebe zur Verarbeitung kommt. Daß man im Auslande die Desinfektionsvorschriften zu umgehen weiß, sagt uns z. B. Friedberg[1]), indem er darauf hinweist, daß in Brody, dem Haupteinfuhrplatz für Roßhaare, Borsten, Federn, Roß- und Kuhschweife aus Rußland nach Österreich, die Desinfektionsapparate nicht benutzt werden, daß aber auf Grund dieses Besitzes den Kleinhändlern Zertifikate über die stattgehabte Desinfektion ausgestellt werden. Gewissenloser kann man in der Tat nicht handeln. Man sieht daraus auch, wie recht der Herr Minister für Handel und Gewerbe hatte, wenn er seinerzeit in seinen Erlassen vom 22. März und 19. Mai 1901 vor der Anerkennung gewisser ausländischer Atteste warnte. Man muß sich nur darüber wundern, daß derartige Zustände so viele Jahre lang bestehen konnten, denn der Bericht Friedbergs stammt aus dem Jahre 1910.

Der Vorschlag, das ausländische Material sofort nach Überschreitung der Grenze zu desinfizieren, der in der Literatur wiederholt gemacht worden ist, erscheint aus betriebstechnischen und wirtschaftlichen Gründen unausführbar, wenn auch anerkannt werden muß, daß durch

---

[1]) Amtsarzt 1910, S. 517, und Gewerbekrankheiten und ihre Verhütung, Sammelreferat von Dr. L. Teleky. Separatabdruck aus der Österr. Vierteljahrsschrift für Gesundheitspflege, II. Jahrg., 4. H., 1911, S. 25. Wien, Verlag v. Moritz Perles.

eine solche Maßnahme einer Verschleppung von Milzbrandkeimen bis zu einem gewissen Grade vorgebeugt würde. Jeder Fabrikant legt Gewicht auf die Erzeugung einer Ware von bestimmten Eigenschaften, und er besorgt sich daher das hierfür geeignete Rohmaterial aus den verschiedensten Quellen, um es für seine Zwecke entsprechend zu behandeln. Dazu gehört auch im vorliegenden Falle die Desinfektion der Rohware, die bei Haaren nach Lage der Sache mit ganz besonderer Sorgfalt durchgeführt werden muß, wenn dieselben die bei der späteren Verarbeitung erforderlichen Eigenschaften besitzen sollen. Wenn nun an der Grenze in Abwesenheit des Fabrikanten und ohne Rücksichtnahme auf seine Betriebstechnik desinfiziert werden soll, so sind nicht nur große Unannehmlichkeiten für ihn damit verbunden, sondern unter Umständen durch Verderbnis der Ware auch schwere Verluste, besonders wenn es sich um bessere Qualitäten handelt. Man mag nur bedenken, daß es darunter z. B. chinesische Borsten gibt, deren Preis bis zu 60 M. per Pfund beträgt (besonders ausgewählte Ware). Aus diesem Grunde werden sich auch die Borstenhändler dem Desinfektionszwang nicht unterwerfen wollen, weil sie den Fabrikanten dann voraussichtlich nicht mehr die Haare in der gewünschten Beschaffenheit liefern können. Welche Werte hier auch auf dem Spiele stehen, mag noch daraus erkannt werden, daß eine mir bekannte Hamburger Firma auf einem Lagerraum von etwa 150—200 qm für etwa 1 Million Rohmaterial (meist Borsten) stapelt. Darunter sind auch schwarze erstklassige Qualitäten aus China, die äußerlich den besten und saubersten Eindruck machen. Sie sollen ebenso wie weiße Haare keine Desinfektion vertragen und auch tatsächlich nicht desinfiziert werden. Es sei dies erwähnt als Beweis dafür, daß solche Haare voraussichtlich auch in den Betrieben, in die sie zur Verarbeitung gehen, nicht in der vorgeschriebenen Weise behandelt werden.

Auffallen muß es jedenfalls, daß in den Haar- und Borstenlagern für ausländisches Material sehr wenig Milzbranderkrankungen vorkommen. So wurden in den drei Jahren 1910—1912 nur zwei Fälle, darunter ein Todesfall gemeldet. Die vorerwähnte Hamburger Borstengroßhandlung bestritt überhaupt ganz entschieden, daß jemals Milzbrand durch bessere ausländische Borstensorten verursacht werden könne, zumal diese stets in bestens verpacktem Zustande (Kisten und Fässern) ankämen, also auf dem Transport nicht beschmutzt und infiziert werden könnten. Damit ist freilich nicht völlig in Einklang zu bringen, daß in Bürsten- und Pinselmachereien im Jahre 1910 vier Erkrankungen mit 2 Todesfällen und im Jahre 1912 sogar zehn Erkrankungen mit 3 Todesfällen vorgekommen sind. Man muß aber für die Milzbrandfälle in der Bürsten- und Pinselindustrie nach Page[1] andererseits wohl auch die dort gleichzeitig verarbeiteten Pferdehaare (aus China, Rußland und Sibirien) verantwortlich machen, die besonders nach den in England

---

[1] Journ. of Hygiene 1909, IX, S. 279, u. Gewerbekrankheiten u. ihre Verhütung (s. Anm. 1 auf S. 25).

gemachten Erfahrungen weit gefährlicher als Schweineborsten sind. Diese Beobachtungen finden ihre Bestätigung in der deutschen Statistik, wonach in den Roßhaarspinnereien, Haar- und Borstenzurichtereien etwa siebenmal soviel Milzbranderkrankungen, berechnet auf 100 Arbeiter, vorkommen als in den Bürsten- und Pinselmachereien. Das Nähere ist aus Anhang III zu ersehen.

Bei dieser Gelegenheit sei aber auch darauf hingewiesen, daß die Händler inländisches und ausländisches Material nicht in getrennten Räumen lagern, so daß auch auf diese Weise keimfreies inländisches Material mit Milzbrand infiziert werden kann.

Nach Lage der tatsächlichen Verhältnisse werden immer besonders gefährdet sein die Roßhaarspinnereien, weil sie gezwungen sind, neben den aus Rußland, Argentinien, Großbritannien, Dänemark, Österreich-Ungarn, China und anderen Ländern eingeführten rohen Pferdehaaren (1912 rund 25 000 dz) große Posten minderwertiger Ware (1912 rund 90 000 dz) mitzuverarbeiten, um besonders das von den Tapezierern und Polsterern gebrauchte Krollhaar zu liefern.

Zu diesen minderwertigen Produkten gehören — abgesehen von vegetabilischen Stoffen wie mexikanische Fiber — außer den stark milzbrandverdächtigen Ziegen- und Kuhhaaren aus China, Indien, Afrika, Südamerika, Rußland und Spanien, den in den Gerbereien beim Enthaarungsprozeß gewonnenen Haaren u. a. auch Schweinshaare in ganz erheblichen Mengen, denen wir heute als Inlandware ebenfalls besondere Aufmerksamkeit zu schenken haben. Ist es doch auffallender wie bedauerlicherweise erwiesen, daß die Milzbranderkrankungen unter den Schweinen gerade in allerjüngster Zeit in einer starken Zunahme begriffen sind.

Vor allem hat Professor Schnürer von der k. und k. tierärztlichen Hochschule in Wien im Jahre 1910 in den von Teleky herausgegebenen Wiener Arbeiten aus dem Gebiete der Sozialen Medizin in einem außerordentlich lehrreichen zusammenfassenden Aufsatze über den Milzbrand bei Schweinen und die Borstendesinfektion hierüber berichtet. An Hand zahlreicher Quellen und Forschungsergebnisse erbringt er den Beweis, daß bakteriologisch einwandfrei festgestellter Milzbrand bei Schweinen keineswegs zu den Seltenheiten gehört, wie dies bislang allgemein angenommen wurde. Die Statistik gibt nach Schnürer nur ein ungefähres Bild der Erkrankung, ,,da infolge des relativ geringeren wirtschaftlichen Wertes der kleineren Haustiere (Schweine, Ziegen, Schafe) und der leichten Möglichkeit einer unauffälligen Beseitigung der Kadaver nicht alle Fälle zur Kenntnis der Behörde gelangen". — Der Schweinemilzbrand kann leicht übersehen werden, da das Schwein, ohne sichtbar an Milzbrand zu leiden, Bazillenträger sein kann. So wurden in anscheinend gesunden Tieren Milzbrandbazillen im Herzblut und in der Milz nachgewiesen. Da die Schweine widerstandsfähiger gegen eine Milzbrandinfektion als die Wiederkäuer und das Pferd sind, können sie die Infektion besser überstehen als diese, sind aber während einer gewissen Zeit sicher infektiös. Weiter sagt Schnürer wörtlich:

„Das Vorkommen und die Häufigkeit des Schweinemilzbrandes hat natürlich durchaus keine ausschließlich wissenschaftliche oder veterinärpolizeiliche Bedeutung, sondern auch eine sehr beträchtliche gewerbehygienische, da ja bekanntlich Schweineborsten in der Bürsten- und Pinselfabrikation vielfach verwendet werden. Daß nun aber die Borsten Träger von Milzbrandsporen sein können, und zwar nicht allein dann, wenn das Tier, dem die Borsten entstammen, sondern auch, wenn irgendeines der gleichzeitig geschlachteten krank war, da die Instrumente und Flüssigkeiten unmöglich nach jedem Tiere gereinigt bzw. sterilisiert werden können, liegt auf der Hand; übrigens ist auch der strikte bakteriologische Nachweis der Sporen an Borsten und deren Verpackung mehrfach gelungen."

Durch zahlreiche wissenschaftliche Arbeiten auf das häufigere Auftreten des Schweinemilzbrandes aufmerksam geworden, hat man dieser Frage in der Praxis natürlich ganz besondere Aufmerksamkeit schenken müssen, und die Feststellungen auf den großen Schlachthöfen (Hannover, Düsseldorf, Hamburg, Bremen) haben bedauerlicherweise dargetan, daß der Schweinemilzbrand zurzeit noch viel häufiger auftritt, als Schnürer annahm. Ein Blick in die tierärztlichen Fachschriften — besonders die Berliner tierärztliche Wochenschrift, die Deutsche Fleischbeschauer-Zeitung u. a. — läßt dies unzweideutig erkennen. So wurden z. B. von Professor Glage in Hamburg 38 Fälle im Jahre 1912 und 176 Fälle im Jahre 1913 vom 1. Januar bis 30. Juni festgestellt. Diese Zahlen sind seiner größeren Abhandlung über den Schweinemilzbrand in der Deutschen Fleischbeschauer-Zeitung 1913, Nr. 10, 12, 13 und 20 entnommen. In Bremen wurden ermittelt 1911 55 Fälle, 1912 im Januar und Februar allein 80 Fälle milzbrandkranker Schweine!

In Preußen sind im ersten Halbjahr 1913 299 Schweine wegen Milzbrand beanstandet worden, davon 49 wegen schweren, 250 wegen lokalen Milzbrandes. Der Regierungs-Bezirk Düsseldorf steht mit 74 Stück an der Spitze, es folgen Hannover mit 43, Köln und Schleswig mit 36, Wiesbaden mit 22, Münster mit 11 usw. (Berl. Tierärztl. Wochenschrift 1914, Nr. 10, S. 174.)

Auch das preußische Ministerium für Landwirtschaft, Domänen und Forsten hat sich mit dieser unliebsamen Erscheinung befassen müssen und in einem Erlasse vom 24. September v. Js. an die Regierungspräsidenten die Vermutung geäußert, daß die neuerdings beobachtete ungewöhnliche Häufigkeit des Schweinemilzbrandes wohl damit zusammenhänge, daß den Schweinen Futtermittel verabreicht würden, die früher nicht oder nur in geringem Umfange verwendet wurden. — Das Kaiserliche Gesundheitsamt und verschiedene hygienische Institute (Hannover, München, Berlin, Freiburg i. B. u. a.) haben Schweinefuttermittel untersucht und am häufigsten in Fischmehlproben Milzbrandkeime nachgewiesen. — Da Milzbrand bei Fischen aber nicht vorkommt, ist anzunehmen, daß die Milzbrandkeime dem Fischmehl durch Vermischung mit anderen Stoffen (Kadavermehl, Fleischfuttermehl, Knochenmehl und Getreideabfall) beigemengt wurden. — Besonders soll das ausländische Fischmehl (aus England und Norwegen) sehr verdächtig und verfälscht sein mit Fegemehl (Kehricht) aus Getreidespeichern, Rückständen aus den zum Löschen der Getreideschiffe dienenden Elevatoren und Kadavermehl. — Aber auch in anderen zur Verfütterung kommenden Stoffen wie russischer Gerste, rumänischem Hafer, Baumwollensaatmehl, Palmkernschrot und Erdnußmehl, Kleie, Gerste, Gerstenschrot u. a. sollen Milzbrandkeime anzutreffen sein, die wohl nur durch Zusammenlagerung oder Transport mit milzbrandhaltigem Material Zugang gefunden haben dürften. Das Fischmehl ist aber deshalb besonders bedenklich, weil es Gräten enthält, die den Darm verletzen und so dem Ansteckungsstoff Eingang in den Tierkörper verschaffen.

Der Schweinemilzbrand ist besonders gefährlich dadurch, daß er im Innern des Tieres lokal auftritt und oft erst festgestellt wird, nachdem das Tier geschlachtet worden ist. Blutabgänge, Haare und ähnliche Abgänge sind dann nicht gesondert aufbewahrt und zur Vernichtung bestimmt. — Wird die Milzbranderkrankung aber festgestellt, so muß natürlich der gesamte Kadaver auf Grund der Bestimmungen des Reichsviehseuchengesetzes vom 26. Juni 1909 (RGBl. S. 519) bzw. der Ausführungsvorschriften des Bundesrats hierzu vom 7. Dezember 1911 (RGBl. S. 4) vernichtet werden. Das geschieht heute in der Regel in besonderen Kadaververnichtungsanstalten auf thermischem Wege in den bekannten Apparaturen. Wenn auch die Produkte der auf diese Weise sterilisierten Milzbrandkadaver, insbesondere also das Fleischmehl, als keimfrei gelten können, so sind sie doch leicht **nachträglichen Verunreinigungen durch Milzbrandkeime** infolge von Unvorsichtigkeiten der Abdeckereiarbeiter, die besonders in den sehr zahlreichen kleinen Kadaververnichtungsanstalten das Zerlegen der Kadaver vornehmen und sich gleichzeitig mit dem Kadavermehl beschäftigen, ausgesetzt. Daher liegt es auch im Interesse der Milzbrandbekämpfung, wenn die Kadaververnichtung möglichst in Großbetrieben zentralisiert wird, in denen für die streng zu trennenden Arbeiten auch besondere Arbeiter gehalten werden können. Sehr bedenklich ist es ferner, daß die Kadaververnichtungsanstalten selten Wohlfahrtsinstitute, sondern meist reine Erwerbsinstitute sind, wodurch die Inhaber nur zu leicht verleitet werden, zwecks Erzielung größerer Gewinne unvorschriftsmäßig zu arbeiten.

Milzbrandkadaver sollten aber weit besser keineswegs verscharrt, thermisch oder sonstwie verarbeitet, sondern in möglichst unzerlegtem Zustande verbrannt werden. Dadurch würde eine große Gefahrenquelle beseitigt werden und der nationale Wohlstand keinerlei Schaden erleiden. Im Gegenteil! Die Abdeckereien sollten daher grundsätzlich auch mit Verbrennungsöfen ausgerüstet sein.

Es wird also nötig sein, im Interesse der Milzbrandbekämpfung den Schlachthäusern und Abdeckereien eine erhöhte Aufmerksamkeit zu schenken, insbesondere auch wegen der aus ersteren in die Industrie zur weiteren Verarbeitung übergehenden Tierhaare. Vor allem muß auch darauf geachtet werden, daß das Blut notgeschlachteter Tiere nicht achtlos und undesinfiziert in Jauchekeller und Düngergruben geschüttet wird. Daß der daraus entnommene Dünger ebenso wie unvorsichtig hergestellter Tiermehldünger eine große Gefahr bietet, geht daraus hervor, daß sich Milzbrandsporen in Dünger und Erde 30 Jahre und länger halten sollen.

Im übrigen sei hier hinzugefügt, daß der Milzbrand bei den Rindern nach der einschlägigen Literatur ebenfalls noch im Anwachsen begriffen ist, während die Zahlen bei Pferden, Schafen und Ziegen gleichmäßig niedrig bleiben.

Da der Milzbrand international ist, kann man im übrigen auch seiner Bekämpfung auf internationaler Basis das Wort reden. Wenn die internationale Regelung der Frage auch auf große Schwierigkeiten stoßen wird, so sollte sie m. E. doch versucht werden. Dabei interessiert vielleicht die Tatsache, daß z. B. Rußland für Erzeugnisse einer mir näher bekannten deutschen Roßhaarspinnerei amtliche Bescheinigungen bei der Einfuhr verlangt, nach denen die Fabrikate milzbrandfrei sein sollen, also für Erzeugnisse, die zum Teil aus russischem undesinfizierten Material hergestellt wurden, das erst hier der Desinfektion unterworfen wurde!

Nach dieser Abschweifung, die aber an dieser Stelle unabweislich war, sei kurz noch auf die Desinfektionsvorgänge eingegangen[1]).

Von den drei zulässigen Desinfektionsmethoden hat die in § 2 Ziffer 2 der Verordnung vom 22. Oktober 1902 aufgeführte in der Praxis so gut wie keine Aufnahme gefunden. Die Desinfektion geschieht also fast nie durch mindestens $\frac{1}{4}$stündiges Kochen in zweiprozentiger Kaliumpermanganatlösung mit nachfolgendem Bleichen mittels drei- bis vierprozentiger schwefliger Säure[2]). Dagegen werden die unter Ziffer 1 und 3 zugelassenen Desinfektionsarten durchweg geübt, also die Desinfektion durch mindestens einhalbstündige Einwirkung strömenden Wasserdampfes bei einem Überdrucke von 0,15 Atm. und durch mindestens zweistündiges Kochen in Wasser. Über die Widerstandsfähigkeit der Milzbrandsporen und die Dampfdesinfektionsapparate sind in Anhang IV und V einige Angaben gemacht.

Die erstgenannte Methode eignet sich natürlich nur für größere und Großbetriebe, die zweite auch für Kleinbetriebe, falls sie es nicht vorziehen, nachweisbar desinfiziertes Material zu beziehen. Hierzu sind die Kleinbetriebe eher geneigt. Ob aber die mit der Ware gelieferten Atteste oder die Zusicherung, es handele sich um inländisches Material, immer Glauben verdienen, das mag dahingestellt bleiben. Da unter den Kleinbetrieben in der Regel nur Pinsel- und Bürstenmachereien in Frage

---

[1]) Eingehende Schilderungen der Desinfektionsvorgänge sind enthalten in Graßberger, „Die Desinfektion in Theorie und Praxis für Ärzte, Chemiker und Ingenieure". Leipzig, Verlag von S. Hirzel, 1913.

[2]) Siehe Erlaß des Herrn Reichskanzlers vom 19. Februar 1913 nebst Bericht des Präsidenten des Kaiserl. Gesundheitsamtes vom 10. Januar 1913 (Gesch.-Nr. II, 29/13).

kommen, kann aber ohne weiteres angenommen werden, daß das Haarmaterial (vornehmlich Borsten) aus rein technischen Gründen sowieso einem längeren Kochprozeß unterworfen werden muß, wodurch ihm seine Ansteckungsgefahr in der Regel vielfach genommen werden wird. Auch wo frische Schweinshaare im Großbetriebe verarbeitet werden, werden sie in dem Zustande, wie sie vom Schlachthofe kommen, vor dem Färben einem mehrere Stunden[1]) andauernden Kochprozeß unter Zusatz von Chemikalien (Laugen, Säuren u. a.) unterworfen. Dadurch wird also gewissermaßen auch das gebrauchte einheimische Material bis zu einem gewissen Grade desinfiziert bzw. die Sporen sehr erheblich abgeschwächt.

Den kleineren Betrieben besondere schwere Auflagen machen zu wollen, indem man ihnen Kochapparate von einer bestimmten Form in der Trennungswand zweier Räume anordnet, wie es bekanntlich das Reichsgesundheitsamt in seinen Grundsätzen für die sachgemäße Ausführung des Kochens verlangt[2]), halte ich für wenig zweckentsprechend. Vor allem bietet ja diese gewiß gut gedachte Apparatur niemals Gewähr für die nötige Dauer des Kochprozesses. Der größte Teil der Kleinbetriebe wird zudem selten zwei Räume für diesen Zweck schaffen können. Diese Betriebe sollten daher nur anderwärts einwandfrei desinfiziertes Material verwenden können.

Die Desinfektion ausländischer Haare geschieht in den Großbetrieben und in den besonderen Desinfektionsanstalten in der Regel durch strömenden Wasserdampf. Dazu dienen horizontal angeordnete Dämpfapparate mit kreisförmigem oder ovalem Querschnitt, die vorschriftsmäßig in die Trennungswand zweier Räume eingebaut sind, so daß eine „unreine" Seite für das in den Apparat einzubringende ausländische milzbrandverdächtige Material und eine „reine" Seite für das dem Apparat zu entnehmende desinfizierte Material entsteht. Durch diese Anordnung ist es bei sonst normalem Betriebe nicht möglich, das einmal desinfizierte Material mit undesinfiziertem zusammenzubringen und wiederum der Verunreinigung mit Milzbrandkeimen auszusetzen. In den Desinfektionsapparat einschiebbar ist ein Schlitten oder Wagen mit Drahtkorb, in den das dem Ballen entnommene Material mit einer Gabel eingeworfen wird. Jedenfalls ist das Anfassen des Materials mit bloßen Händen unbedingt zu vermeiden. Auch in den Wagenkorb eingebaute Horden sind anzutreffen und besonders zu empfehlen. Teilweise wird das Material auch in gebündeltem Zustande eingebracht. Der Wagen wird in den Apparat geschoben und der Deckel an der unreinen Seite geschlossen. Alsdann wird Dampf in die am Boden des Apparates neuerdings öfter anzutreffende Heizeinrichtung (Heizschlangen, Rippenheizkörper) eingeleitet, um den Apparat mit seiner Füllung vorzuwärmen (auf etwa 60° C). Nach erfolgter Vorwärmung läßt man den Dampf direkt durch den Apparat strömen und sorgt

---

[1]) Bis 24 Stunden.
[2]) Siehe Anm. 2 auf S. 30.

dafür, daß bei der halbstündigen Einströmung ein Überdruck von 0,15 Atm., entsprechend einer Temperatur von 103—104⁰ C eingehalten wird. Der in der Regel von oben zuströmende Dampf wird nach unten abgeführt, und es muß daher in der unteren Dampfableitung ebenso wie am Apparat selbst ein Thermometer eingebaut sein, um kontrollieren zu können, daß die Temperatur durchweg gleichmäßig während des Vorganges ist. Nach Beendigung der Durchströmung und Abstellung des Dampfes wird reine Luft von der „reinen" Seite aus, nachdem das auf dem Apparat angeordnete Luftabzugsventil geöffnet worden ist, durch den Apparat geleitet und die Haare auf diese Weise getrocknet. Ihre Entnahme erfolgt schließlich auf der „reinen" Seite, nachdem der dortige Deckelverschluß geöffnet worden ist. Unter allen Umständen ist natürlich das gleichzeitige Öffnen und Offenhalten beider Apparatverschlüsse zu vermeiden, und es muß gefordert werden, daß die eine Tür nicht geöffnet werden kann, solange die andere offen ist. Durch Anbringung einer zwangläufigen Verriegelung ist dies zu erreichen.

Wird die Desinfektion auf diese Weise durchgeführt, also dafür gesorgt, daß in allen Teilen des Innern und innerhalb des zu desinfizierenden Materials selbst die erwähnte Temperatur herrscht, so ist das Absterben der Milzbrandsporen unter allen Umständen gewährleistet. Geschieht dies nicht, so ist, wie Privatdozent Dr. Laubenheimer vom hygienischen Institut der Universität Heidelberg durch eine Reihe von Versuchen bewiesen hat, stets zu befürchten, daß der strömende Dampf nicht alle Teile im Innern erreicht und hier die Milzbrandkeime nicht abgetötet werden. So hat er bei Ziegenhaarballen, die besonders fest gefügt sind, festgestellt, daß nach einhalbstündiger Einwirkung des Dampfes mit 0,5 Atm. Überdruck 20 cm unter der Oberfläche des Ballens erst eine Temperatur von 46⁰ erreicht war. (Zeitschrift für Hygiene und Infektionskrankheiten 1912, S. 321.)

Die Laubenheimerschen Versuche zugrunde legend, äußert sich auch der badische Gewerbeinspektor Dr. med. Holtzmann in diesem Sinne (Concordia 1911, S. 288; 1910, S. 334).

Ebenso werden das äußere Ballenmaterial und die Arbeitsanzüge, die der letzten Charge in der Regel beigegeben werden, auf diese Weise durchaus erfolgreich mit desinfiziert.

Ein Mangel ist es aber, daß die die Desinfektion besorgenden Arbeiter nicht durchweg besonders dichtes, ebenfalls zu desinfizierendes Schuhwerk tragen, damit vermieden wird, daß sie mit ihren staubhaltigen oder sonst beschmutzten Schuhen die „reine" Arbeitsseite oder andere Arbeitsräume betreten und auf diese Weise die Milzbrandkeime verschleppen.

Und dieser wunde Punkt besteht auch bei allen den Arbeitern, die angehalten werden, beim Desinfizieren Hilfe zu leisten, indem sie beim Herantragen schwerer Ballen und dem Einfüllen des Inhaltes in den Apparat behilflich sind oder die das Material erst in anderer Weise für die Desinfektion zurecht machen müssen. Besondere Leute hierfür anzustellen, verbietet aber oft der geringe Umfang des Betriebes. Es muß also unter allen Umständen darauf gehalten werden, daß alle und auch die nur vorübergehend mit den vorstehend genannten Arbeiten beschäftigten Personen nicht nur geeignete Anzüge (Röcke und Hosen) und Mützen, sondern auch besondere und ebenfalls zu desinfizierende Schuhe (Überschuhe) tragen. — Ob es ratsam ist, während aller dieser Vorbereitungsarbeiten und der Desinfektionsarbeit Respiratoren zu tragen, erscheint mir zweifelhaft. Jedenfalls wird dadurch Gelegenheit zu Hautverletzungen und Hauterweichungen im Gesicht gegeben und der Hautinfektion der Weg geebnet. Auch das Tragen angefeuchteter Mundschwämme kann bedenklich erscheinen, da die eingetrockneten Sporen durch die Feuchtigkeit an Virulenz gewinnen können. Fälle von Lungenmilzbrand gehören zudem zu den Seltenheiten, und es gibt ja auch Tierärzte, die deren Möglichkeit deshalb immer noch bezweifeln, weil der sogenannte Lungenmilzbrand noch nie bei Tieren beobachtet worden sei.

Jedenfalls hat also die Desinfektion mit strömendem Wasserdampf nach ganz bestimmten Grundsätzen zu erfolgen, wenn sie wirksam sein und die dabei beschäftigten Personen mit Erfolg geschützt werden sollen. Es ist daher wohl auch kaum etwas dagegen einzuwenden, wenn sie nach der vom Reichsgesundheitsamt entworfenen Desinfektionsordnung erfolgt, die der Herr Reichskanzler durch Erlaß vom 19. Februar v. Js. den Bundesregierungen mit dem Anheimstellen übersandt hat, sie den Besitzern und Leitern der in Betracht kommenden Betriebe — durch Vermittlung der Gewerbeaufsichtsbeamten — bekannt zu geben und sie zu veranlassen, danach zu verfahren. Voraussetzung ist aber, daß diese Grundsätze eine Nachprüfung von technischer Seite erfahren. Äußerst bedenklich erscheint es mir z. B., daß Originalballen von etwa 1½—2 Zentner Gewicht, mit ungefähr 90 × 90 cm Grundfläche und 100—120 cm Höhe bei der Desinfektion ungeteilt bleiben sollen. Nach den gemachten Erfahrungen und Versuchen kann man wohl annehmen, daß die Desinfektion dann nicht immer vollkommen sein wird.

Diese Grundsätze sollten aber nicht lediglich den Betrieben übermittelt und von diesen zu den vielen übrigen Plakaten an die Wand gehängt werden, sondern sie sollten in jedem einzelnen Falle für den Betrieb der Desinfektionsapparate in den gewerblichen Betrieben besonders festgestellt werden, und zwar durch Gewerbeinspektor und Kreisarzt in Gemeinschaft mit dem Arbeitgeber und den zunächst in Frage kommenden Arbeitern. Gerade auf letztere würde ein solches Verfahren besonderen Eindruck machen. Dieses Verfahren scheint mir deshalb besonders nötig, weil in jedem einzelnen Fall die örtlichen Verhältnisse eine große Rolle spielen und mitberücksichtigt werden müssen. Auch die alljährliche gemeinsame Revision des Desinfektionsapparates durch die genannten Personen würde nur im Interesse eines wirksamen Arbeiterschutzes liegen und dadurch vor allem den Arbeitern der Ernst der Sache immer wieder vor Augen geführt werden. Die Heranziehung der Arbeiter ist unter allen Umständen erforderlich, damit sie sehen und begreifen lernen, was in ihrem Interesse geschieht! Die Teilnahme des Arztes wird besonders dann nicht entbehrt werden können, wenn bei der Prüfung des Apparates auf seine Wirksamkeit Milzbrandsporen verwendet werden.

Was nun die Kosten der Dampfdesinfektion anbetrifft, so sind sie für die gewerblichen Betriebe schwer zu ermitteln, da sie in der Regel nicht besonders berechnet werden, sondern in den Generalunkosten mit einbegriffen sind. In einem Falle war festzustellen, daß der Desinfektionsapparat mit besonderem Heizkessel 5—6000 M. kostete und als jährliche Betriebskosten für die Desinfektion etwa 2000 M. in Ansatz zu bringen seien. Über die zu desinfizierenden Mengen konnten keine näheren Angaben gemacht werden, der Jahresumsatz wurde aber auf 400 000 M. angegeben.

In einem anderen Falle wurden die Jahresunkosten ohne den Dampf, der der vorhandenen Dampfkesselanlage entnommen wird, mit etwa 300 M. berechnet, und zwar für reichlich 3000 Zentner ausländisches Material. Da dieser Betrieb fast ebensoviel inländisches Material verarbeitet, so würden sich die Desinfektionsunkosten in diesem Falle verdoppeln, wenn auch die Desinfektion dieses Materials gefordert würde. Als sehr erheblich würde diese Unkostenvermehrung kaum bezeichnet werden können, auch dann nicht, wenn die Kosten für Dampfverbrauch und anderes noch hinzugerechnet werden.

Die Desinfektionskosten in den öffentlichen Anstalten betragen für Hamburg etwa 2½ M. für den Zentner, sind also hier über doppelt so hoch, als sie für Bayern ermittelt wurden[1]). Bei größerer und besonders regelmäßiger Inspruchnahme der Anstalt würde hier aber vielleicht auch mit einer Verbilligung gerechnet werden können. In den eigenen Betrieben der Unternehmer sind diese Kosten anscheinend wesentlich billiger.

Ehe ich das Kapitel „Desinfektion" zum Abschluß bringe, möchte ich aber noch zweier in der Hamburger Desinfektionsanstalt aufgestellter Apparate Erwähnung tun, die ebenfalls bei der Haardesinfektion künftig eine Rolle spielen können. Es handelt sich dabei um einen **Vakuumdesinfektionsapparat** und um eine **Desinfektionswaschmaschine**. Ersterer wird, nachdem das Material eingebracht ist, evakuiert, worauf Formalindampf, der in einem besonderen Verdampfapparat erzeugt wird, eingelassen wird. Unter Erzeugung eines Vakuums von 50 bis 65 mm Quecksilber wird zweiprozentiger Formalinwasserdampf von 70° während 60 Minuten eingeleitet. Durch die Kombination des Verfahrens mit der Evakuierung des Desinfektionsraumes soll der Desinfektionserfolg erhöht, und es sollen mit diesem Verfahren durch von Esmarch vorgenommene Versuche durchaus befriedigt haben. Dadurch sollen auch, wie ein für eine süddeutsche Firma angestellter Versuch ergeben habe, weiße Haare nicht verändert

---

[1]) Siehe Mitt. d. Inst. f. Gewerbehygiene 1911, S. 85: Leymann, Milzbranderkrankungen in gewerblichen Betrieben.

werden. Immerhin ist m. E. zu beachten, daß durch Formalin organische Stoffe gehärtet werden; es ist also unter Umständen auch eine ungünstige Beeinflussung des Materials möglich. Jedenfalls sollte aber das Reichsgesundheitsamt diese Methode ebenfalls einer eingehenden Prüfung im Betriebe unterziehen.

Die Desinfektionswaschmaschine, die einer in den Waschanstalten gebräuchlichen Waschmaschine ähnelt, ist ebenfalls in eine Wand eingebaut, so daß ein ,,reiner" und ein ,,unreiner" Arbeitsraum entsteht. Dabei ist die eine Seite des Maschinenmantels nur zu öffnen, wenn die andere geschlossen ist. Dadurch, daß nicht nur strömender Wasserdampf hindurchgeführt werden kann, sondern daß dabei gleichzeitig eine Rotation und Umrührung des Materials erfolgt, soll der Desinfektionserfolg ganz vorzüglich sein. Auch diese Maschine könnte für die Milzbrandbekämpfung von Bedeutung werden und sollte ebenfalls einer Prüfung durch das Reichsgesundheitsamt unterworfen werden. Natürlich kann man dabei auch mit Zusätzen wie z. B. Formaldehyd arbeiten.

Auf andere Desinfektionsmethoden und Desinfektionsmittel einzugehen, möchte ich mir versagen, da sie ja in der einschlägigen Literatur zu finden sind. Jedenfalls ist es sehr wichtig, daß alle Methoden und Vorschläge zu solchen wissenschaftlich und auch auf dem Boden der Praxis nachgeprüft werden, umsomehr als ja dabei auch solche ermittelt werden können, die sich für die Desinfektion von Häuten und Fellen eignen.

Zu den weiteren besonderen Maßnahmen zur Milzbrandbekämpfung in den Roßhaarspinnereien usw. gehört die Belehrung der Arbeiter und Verpflichtung zur Anzeige jeder verdächtigen Erkrankungserscheinung. Das von der Lederberufsgenossenschaft zu diesem Zwecke angefertigte Plakat, welches die Hautmilzbranderkrankung bildlich darstellt, wird in diesem Sinne in allen Betrieben, in denen die Milzbranderkrankung zu befürchten ist, sicherlich gute Dienste leisten und in drastischer Weise zur Vorsicht und Beachtung der vorgeschlagenen Sicherheitsmaßnahmen mahnen. — Nachdem besonders durch Rebentisch in Offenbach a. M. festgestellt worden ist, daß keinerlei sichtbare Hautverletzungen vorhanden zu sein brauchen, um durch Eindringen von Milzbrandsporen in dieselben den Hautmilzbrand hervorzurufen, ist es wichtig, auf diese Tatsache hinzuweisen und vor allem **vor dem Kratzen der Haut mit unreinen Fingern auf das eindringlichste zu warnen**; denn Rebentisch hat ja festgestellt, daß der überwiegend vorkommende Hautmilzbrand durch kleine selbst beigebrachte Kratzwunden verursacht wird. Nach der Statistik von 1911 ist denn auch bei den beiden vereinzelten Erkrankungen in den Borstenhandlungen und Tierhaarlagern der Milzbranderreger wahrscheinlich durch Kratzen in die Haut gelangt, und auch die übrigen 16 in den Roßhaarspinnereien vorgekommenen Erkrankungen sind hauptsächlich durch Kratzen an Kopf, Hals und Oberarm verursacht worden. An den gleichen Stellen sind auch im Jahre 1912 die Milzbrandpusteln beobachtet worden, was ebenfalls darauf schließen läßt, daß sie durch Kratzen mit beschmutzten Fingern entstanden sind. Finden diese Warnungen Gehör bei den Arbeitern, so ist schon hierdurch ein wesentlicher Rückgang der Milzbranderkrankungen zu erwarten.

Zu dieser Art Selbstschutz, die der Arbeiter unbedingt zu üben hat, gehört natürlich auch die peinlichste Reinhaltung des Körpers (Bäder)[1]) und insbesondere eine gründliche Säuberung der unbedeckten, während der Arbeit der Beschmutzung ausgesetzten Körperteile jedesmal nach beendigter Arbeit mit milzbrandverdächtigem Material und besonders auch vor dem Einnehmen der Mahlzeiten in dem dafür eigens vorgesehenen Raume. Hierzu sind nötig nicht nur Wasser, sondern auch desinfizierende Zusätze zu demselben (Sublimatlösung, fünfprozentige Kresolseifenlösung u. a.) und vor allem auch Nagelbürsten[2]), um milzbrandhaltige Schmutzeinlagerungen von den Fingernägeln zu entfernen, die ja sonst beim Kratzen der Haut eine große Gefahr bilden und auch verschleppt werden können.

Und ebenso wichtig wie diese vorwiegend persönlichen Maßnahmen ist die sofortige Inanspruchnahme ärztlicher Hilfe bei sich zeigenden verdächtigen Krankheitserscheinungen. Statistisch ist ganz besonders wiederum durch Rebentisch, aber auch durch andere Ärzte der Nachweis erbracht, daß bei sofort einsetzender geeigneter ärztlicher Behandlung in der Regel mit einer Heilung zu rechnen ist, daß aber bei jeder Hinausschiebung der Heilbehandlung sich von Tag zu Tag verschärfende Komplikationen zu erwarten sind, so daß gerade dadurch die meisten Todesfälle verursacht werden. Einer Darstellung, die Rebentisch auf der Hygiene-Ausstellung in Dresden im Jahre 1911 gegeben hat, können wir über Todesfälle und Komplikationen nach Beginn der ärztlichen Behandlung folgendes entnehmen:

vom 1. Tag nach der Erkrankung keine Komplikationen, kein Todesfall,
vom 2. Tag: ca. 55% Komplikationen, kein Todesfall,
vom 3. Tag: ca. 72% Komplikationen, 8% Todesfälle,
vom 4. Tag: ca. 87% Komplikationen, 25% Todesfälle.

Natürlich spielen bei der Milzbrandbekämpfung auch die angewendeten Heilmethoden eine große Rolle. Sie im Rahmen dieses Referats eingehender zu behandeln, muß unterbleiben, da es sich hierbei um ausgesprochen medizinische Dinge und Ansichten handelt. Nur das darf erwähnt werden, daß, wie ein Einblick in die medizinische Literatur dartut, auch auf diesem Gebiete mit der Zeit wesentliche Erfolge erzielt worden sind. Der an Milzbrand erkrankte Arbeiter läuft also heute weit weniger Gefahr, falsch behandelt zu werden, als dies früher bei noch mangelhafter Erfahrung der Ärzte sicherlich der Fall gewesen sein dürfte. Rebentisch redet mit Recht der Krankenhaus-

---

[1]) Bäder im Betriebe, nicht in öffentlichen Badeanstalten, wegen der zu befürchtenden Verschleppung des Ansteckungsstoffes.
[2]) Vielleicht aber auch bedenklich wegen Verursachung von Hautschäden.

behandlung das Wort, da die Diagnose hier bei dem wohl abgerundeten klinischen Bild und bei der Sicherung durch bakteriologische Untersuchung fast nie Schwierigkeiten mache und weil besonders durch sie auch eine Übertragung der Erkrankung ausgeschlossen sei.

Erwähnt sei bei dieser Gelegenheit noch, daß der französische Minister für Arbeit und soziale Fürsorge für Betriebe, in denen die Arbeiter Milzbranderkrankungen ausgesetzt sind, einen Verbandskasten mit näher festgelegtem Inhalt vorgeschrieben und dazu eine Anweisung über die Behandlung von Wunden gegeben hat. Hiernach soll jede verdächtige Abschürfung, jeder solche Substanzverlust oder jede sonst verletzte Stelle sogleich mit Jodtinktur bepinselt und nachdem ein Verband angelegt werden, der lediglich als provisorisch zu betrachten ist, bis die Untersuchung durch den Arzt erfolgt (Zentralblatt für Gewerbe-Hygiene 1913, S. 77). Schaden kann eine solche Vorsichtsmaßnahme natürlich nie, besonders für abseits liegende Betriebe.

Arbeiter unter 18 Jahren sollten m. E. grundsätzlich von dem Transport und der Verarbeitung milzbrandverdächtigen Materials ausgeschlossen werden, wie dies in England der Fall ist, da sie einerseits noch nicht die nötige Einsicht besitzen, andererseits aber auch empfänglicher für die Ansteckungskeime sind als ältere Personen. Da es Desinfektionsarbeiter gibt, die seit langen Jahren mit milzbrandhaltigem Material in Berührung gekommen sind, ohne bedenklich zu erkranken, ist sogar eine gewisse Immunität bei diesen nicht ausgeschlossen. Nach dem badischen Jahresbericht für 1911 ist jedoch diese durch die Krankheit gewonnene Immunität nur von begrenzter Dauer, da sich bei einem Arbeiter nach 10 Jahren eine neue Milzbranderkrankung zeigte. Immerhin sollte aber dem Arbeiterwechsel nach Möglichkeit entgegengewirkt werden.

Nicht desinfiziertes Material sollte auch auf keinen Fall in der Heimarbeit Verwendung finden.

Daß im übrigen auch die gewissenhafteste Desinfektion die sonstigen zum Schutze der Arbeiter zu treffenden Maßnahmen nicht entbehrlich macht, ist eigentlich selbstverständlich. Vor allen Dingen ist dabei an die Maßnahmen zur Staubbekämpfung zu denken, damit Staubinhalationen und dadurch Staubinfektionen vermieden werden. (Vgl. die Vorschriften der Bundesratsbekanntmachung v. 22. 10. 02.)

Schon bei der baulichen Einrichtung ist hierauf Bedacht zu nehmen. Lager-, Desinfektions-, Sortier- und sonstige Arbeitsräume müssen möglichst hoch und geräumig sein. Fußböden und Wände müssen dicht und glatt, also leicht zu reinigen sein. Zementfußböden sind nicht empfehlenswert, da sie leicht rissig werden und selbst erheblich stauben, jedenfalls sollten sie vor der Benutzung gedichtet oder gefirnißt werden.

Bei allen staubentwickelnden Arbeiten sind, wo technisch durchführbar, Staubabsaugungsanlagen vorzusehen, was natürlich ganz besonders für die maschinellen Vorrichtungen zu gelten hat. Dabei ist der fallende und gesammelte Staub grundsätzlich zu verbrennen (unter der Dampfkesselfeuerung).

Der dennoch auf den Fußböden und Betriebseinrichtungen sich absetzende Staub ist am zweckmäßigsten durch Vakuumsauger zu entfernen, wodurch eine Berührung damit am besten vermieden wird. Dabei ist auch die mißliche Tatsache zu beachten, daß die großen Ballen bereits auf dem Transport durch Zerstörung der Sackleinwand undicht werden, so daß der Inhalt offen zutage liegt und Staub heraustritt. — Andernfalls kann auch ein Ölen der Fußböden ratsam sein, da dadurch der infektiöse Staub festgehalten wird und bei der Reinigung des Fußbodens ohne Aufwirbelung entfernt werden kann. — Auch eine alljährliche Desinfektion aller Räume kann nur vorteilhaft sein und soll daher auch in Anregung gebracht werden, ähnlich wie dies unter VII der Unfallverhütungsvorschriften der Lederindustrie-Berufsgenossenschaft vom 1. Oktober 1910 für Anlagen zur Verarbeitung von rohen Schaf- und Ziegenfellen sowie von ausländischen Rohhäuten vorgesehen ist.

Alle weiteren Maßnahmen im Sinne der §§ 120a—c der Gewerbeordnung können übergangen werden, da sie, wie bereits gesagt, selbstverständlich sind.

Da die Zubereitungsanstalten für Tierhaare nach § 16 der Gewerbeordnung genehmigungspflichtig sind, bietet sich eine gute Gelegenheit, alle zum Schutze der Arbeiter und Anwohner notwendigen Forderungen unter die Genehmigungsbedingungen aufzunehmen. — Eine wesentliche Gefährdung der Anwohner durch milzbrandhaltige Abgänge, Staub und Abwässer[1]) liegt wohl nach den bisher gemachten Erfahrungen kaum vor, da diese Abgänge in der Regel außerordentlich geringfügig sind. Dazu sind die abgelassenen Wässer wohl auch durchweg gekocht und kaum keimhaltig. Der Hauptübelstand dieser Betriebe für die Anwohner liegt heute in der Entwicklung übler Gerüche.

Als ein wichtiges Mittel in der Bekämpfung des Milzbrandes in gewerblichen Betrieben ist auch die durch Bekanntmachung vom 28. September 1909 angeordnete Anzeigepflicht bei Erkrankungen und Todesfällen an Milzbrand anzusehen (RGBl. S. 933; Min.-Bl. 1910, S. 148: Erlaß vom 25. April 1910), da die Ausfüllung des Erhebungsformulars in der Regel Nachforschungen an Ort und Stelle im Gefolge hat, die den Unternehmern jedenfalls recht unangenehm sind und sie sicherlich zur besseren Befolgung der angeordneten Schutzmaßnahmen anhalten.

Kurz zusammengefaßt sind zur möglichst restlosen Milzbrandbekämpfung in den Roßhaarspinnereien folgende Forderungen zu stellen:
1. Die Milzbranderkrankungen der Tiere sind durch weitgehendste veterinärpolizeiliche Maßnahmen zu bekämpfen, damit den Gewerbebetrieben milzbrandinfizierte Tierhaare in noch geringerer Menge zugehen.
2. Die Kadaver von Tieren, die an Milzbrand gefallen oder milzbrandverdächtig sind, dürfen weder vergraben noch zwecks Gewinnung

---
[1]) In der Literatur fehlen jedenfalls Hinweise auf entsprechende Vorkommnisse und Angaben über Abwehrmaßnahmen.

verwertbarer Handelsprodukte verarbeitet werden; sie sind vielmehr ausschließlich und möglichst in unzerlegtem Zustande bis zur Asche zu verbrennen.

3. Im Hinblick auf das Anwachsen des Schweinemilzbrandes bedürfen Kadaververarbeitungsanstalten und Schlachthäuser einer verschärften Überwachung unter Zuziehung der Veterinärbeamten.

4. Die Desinfektion sämtlicher zur Verarbeitung kommenden Tierhaare, also auch die der inländischen, und eine entsprechende Verschärfung der Bundesratsbekanntmachung vom 22. Oktober 1902 sind in Erwägung zu ziehen.

5. Die Desinfektion kann entweder in den Gewerbebetrieben selbst oder in anerkannten öffentlichen Desinfektionsanstalten erfolgen, und zwar nach einwandfreien Methoden in richtig konstruierten Apparaten und nach für jeden Fall besonders zu erlassenden Vorschriften. Genügend begründete Ausnahmen können behördlicherseits zugelassen werden.

6. Neu auftauchende Desinfektionsverfahren oder Vorschläge zu solchen sind wissenschaftlich und vor allem praktisch durchzuprüfen und gebotenenfalls zu empfehlen.

7. Die Desinfektionsapparate sind alljährlich gemeinsam von dem Kreisarzt und dem Gewerbeinspektor unter Zuziehung der in Frage kommenden Unternehmer und Arbeiter einer Prüfung zu unterwerfen. Die sie bedienenden Arbeiter müssen das nötige Verständnis für die Desinfektionsarbeit nachweisen können.

8. Die Belehrung der Arbeiter über die Milzbrandgefahr ist mit allen Mitteln zu fördern (mündliche Belehrung gelegentlich der Revisionen, Merkblätter, Warnungstafeln, Plakate). Dabei ist die Gefahr des Kratzens der Haut besonders hervorzuheben.

9. Bei Erkrankungserscheinungen ist sofort ärztliche Hilfe in Anspruch zu nehmen und die Krankenhausbehandlung einzuleiten.

10. Den der Milzbranderkrankung ausgesetzten Arbeitern sind vollständige, dichte und waschbare Arbeitsanzüge, Mützen und Schuhe, Handtücher, Seife, Desinfektionsmittel und Nagelbürsten sowie Umkleide-, Bade- und Eßräume, völlig getrennt von den Arbeitsräumen, zur Verfügung zu stellen. Straßen- und Arbeitskleider sind dabei getrennt aufzubewahren. Die Nichtbenutzung der gebotenen Schutzmittel ist unter Strafe zu stellen (§ 150a GO.).

11. Arbeiter unter 18 Jahren dürfen mit nicht desinfiziertem Material nicht beschäftigt werden.

12. Die Staubentwicklung in den Lager- und Arbeitsräumen ist durch entsprechende bauliche Einrichtungen und mit allen modernen Hilfsmitteln zu bekämpfen; der gesammelte Staub ist zu verbrennen.

13. Die Anbahnung einer internationalen Vereinbarung zum Schutze der Arbeiter gegen die Milzbrandgefahr erscheint erwünscht.

Außer in Gerbereien, Lagereibetrieben für Rohmaterialien, Fell- und Häutehandlungen und ähnlichen Betrieben, —

Roßhaarspinnereien, Haar- und Borstenzurichtereien, Bürsten- und Pinselmachereien und verwandten Betrieben (Wollkämmereien), —

Tierhaltungen, Schlächtereien, Abdeckereien —
sind Milzbranderkrankungen vorgekommen in:

Leimsiedereien, Lederleimfabriken, Knochenmehlfabriken, Kunstdüngerfabriken, Treibriemenfabriken, Schuhfabriken, Lederwarenfabriken, Kürschnereien, Sattlereien, Lumpensortierereien, Kunstwollfabriken, Papierfabriken usw. — natürlich auch in Filzfabriken, Haartuchwebereien.

In allen diesen Betrieben ist gelegentlich der Besichtigungen auf die Milzbrandgefahr und auf die Maßnahmen zu ihrer Bekämpfung hinzuweisen.

Anhang.

I.

Ungarn. Verordnung des Handelsministers, betreffend Schutz der Gesundheit von Arbeitern, die in Anlagen für Bearbeitung von Tierhaaren beschäftigt werden. Vom 18. Mai 1905. (Veröffentlichung des Kaiserlichen Gesundheitsamtes 1910, S. 748.)

Zum Schutze der Gesundheit von Arbeitern, die in gewerblichen Anlagen zur Verarbeitung von Pferde- und Rinderhaaren, Schweinsborsten und Schweinswolle sowie in Bürsten-, Besen-, Pinselmachereien und Roßhaarspinnereien beschäftigt werden, sollen außer den allgemeinen Gesundheitsregeln noch folgende Schutzmaßnahmen Anwendung finden:

§ 1. Die rohen Pferdehaare, sowie die rohe Schweinswolle müssen vor ihrer Bearbeitung nach einem der unten ausgeführten Desinfektionsverfahren, das der Wahl des Betriebsunternehmers überlassen wird, regelrecht desinfiziert werden.

Das Rohmaterial muß:
a) mindestens ½ Stunde lang der Einwirkung strömenden Wasserdampfs bei einem Überdruck von 0,15 Atm. ausgesetzt,
b) mindestens 2 Stunden hindurch in Wasser gekocht oder
c) in der Lösung eines desinfizierenden Stoffes mindestens ¼ Stunde lang gekocht werden. Zu diesem Zwecke kann z. B. eine zweiprozentige Lösung von Kaliumhypermanganat und nachher zum Bleichen bzw. zum Entfärben drei- bis vierprozentige SO_2 verwendet werden.

§ 2. Der Königl. ungarische Handelsminister kann anordnen, daß die mittels Wasserdampfs vorzunehmende Desinfektion in einer öffentlichen Desinfektionsanstalt ausgeführt wird.

Sofern ein Betriebsunternehmer die Desinfektion in einer öffentlichen Desinfektionsanstalt ausführen läßt, hat er sich darüber eine Bescheinigung ausstellen zu lassen und diese ein Jahr lang aufzubewahren.

Die Bescheinigung ist dem Gewerbeinspektor oder der Gewerbebehörde auf Verlangen vorzulegen.

§ 6. Als gleichwertig mit der Desinfektion ist das Bleichen und Entfärben oder das Färben der Haare zu betrachten, sofern dies mit einem desinfizierenden Stoffe, z. B. schwefliger Säure, salpetersaurem Silber oder Wasserstoffsuperoxyd ausgeführt wird, oder sofern das Entfärben oder Färben mittels Kochens zustande kommt.

Die Desinfektion solcher Materialien ist somit nicht erforderlich, die der Betriebsunternehmer in bereits gebleichtem Zustande bezieht, oder die er vor der weiteren Bearbeitung einem Bleich- oder Entfärbungsverfahren unterwirft.

§ 7 (Auszug). Boden und Wände der Lagerräume sind jährlich mindestens zweimal zu desinfizieren.

§ 8 (Auszug). Ausnahmen durch den Handelsminister sind zulässig, wenn durch die zulässigen Desinfektionsverfahren Verwendbarkeit, Dauerhaftigkeit und Wert des Materials Schaden leiden.

§ 11. Staubabsaugung von Maschinen. Verbrennen des Staubes, von nicht desinfizierten Stoffen herrührend.

§ 12. Kittel und Mützen sind zu tragen.

Die Arbeitsanzüge sind wöchentlich einmal zu desinfizieren.

Hände, Gesicht und Hals mit Seife waschen und Mund ausspülen.

§ 13. Die Wände von Räumen, in denen zu desinfizierendes Material gelagert wird oder desinfiziert wird, sind **wöchentlich mindestens zweimal zu tünchen und die Böden dieser Räumlichkeiten zu desinfizieren.**

Die ganze Verordnung gleicht im übrigen außerordentlich der Bundesratsbekanntmachung vom 22. Oktober 1902, so daß angenommen werden kann, daß diese zum Vorbild gedient hat.

II.

England. Verordnung des Staatssekretärs des Innern vom 20. Dezember 1907. (Veröffentlichung des Kaiserl. Gesundheitsamtes 1909, S. 286.)

Sie enthält die **Vorschriften für den Gebrauch von Roßhaar aus China, Sibirien und Rußland.**

Die Vorschriften sind auf Grund des Fabrik- und Werkstattgesetzes vom Jahre 1901 erlassen und haben Geltung für alle Fabriken und Werkstätten, in denen eine Verarbeitung solcher Haare stattfindet.

Unter den Begriff des Haarmaterials fallen **Schwanz- oder Mähnenpferdehaar aus China, Sibirien und Rußland,** einerlei, ob es sich im Rohzustande befindet oder teilweise oder gänzlich im Auslande zugerichtet ist.

Die Hauptvorschrift besteht in der **Desinfektion** solchen Materials.

Unter Desinfektion wird verstanden:

1. Die Aussetzung des Materials einem **Dampfe von mindestens 212⁰ Fahrenheit für wenigstens ½ Stunde,** wobei das Material **so gelockert, ausgebreitet oder angeordnet sein muß, daß ein vollkommenes Durchdringen mit Dampf** möglich ist.

2. Die Aussetzung des Materials einem zweckmäßigen **Desinfektionsmittel** unter geeigneten Konzentrations- und Temperaturbedingungen und bei hinlänglicher Einwirkungsdauer, wobei auch **andere Methoden** zulässig sind, von denen bescheinigt werden kann, daß sie die Zerstörung der Milzbrandkeime in allen Teilen des Pferdehaares gewährleisten. Eine solche Bescheinigung hat aber nicht eher Gültigkeit, als bis eine Abschrift davon dem Staatssekretär unterbreitet ist usw., die von diesem erforderlichenfalls als ungenügend zurückgewiesen werden kann, und zwar entweder allgemein oder in bezug auf eine Fabrik oder Werkstatt, wo Keime gefunden wurden.

Unter Bescheinigung versteht man ein Attest von dem **Leiter eines bakteriologischen Instituts,** der von einer Gemeindebehörde anerkannt ist und Vollmacht zur Ausstellung von Urkunden besitzt, die unter die Medizinalgesetze fallen.

Es folgen dann 2 Teile, enthaltend die **Pflichten der Arbeitgeber und Arbeitnehmer** zur Befolgung der im einzelnen gegebenen Bestimmungen.

So werden u. a. verlangt:

eine Desinfektionsanweisung; —
getrennte Aufbewahrung der nicht desinfizierten und desinfizierten Materialien; —
ein besonderer Raum zum Öffnen der Ballen; —
das Öffnen der Ballen und Sortieren des Materials über Sieben mit Abzügen; —
die Verwendung nur desinfizierten Materials, abgesehen vom Ballenöffnen und Sortieren; —
Staubabsaugungseinrichtungen für Zerreißwölfe und Entstaubungsmaschinen; —
Beseitigung (Verbrennung des Staubes); —
gesunde Arbeiter bei der Arbeit mit nicht desinfiziertem Material; —
Arbeitsmäntel und Kopfbedeckungen; —
angemessene, von den Arbeitsräumen getrennte Speiseräume; —
angemessene, abgetrennte Kleiderablagen; —
Schrammen- und Wundbehandlungsmittel; —
Respiratoren; —
saubere Waschräume für die Arbeiter, die mit nicht desinfiziertem Material zu tun haben, mit entsprechender, eingehend beschriebener Einrichtung; —
Ausschluß von Personen unter 18 Jahren von der Arbeit mit nicht desinfiziertem Material; —

Ausschluß von Arbeitern mit offenen Wunden und Geschwüren; —
Eß-, Rauch- und Trinkverbot; —
Warnungstafeln.
Schließlich werden die Arbeiter angehalten, die Einrichtungen zu benutzen und nach den gegebenen Vorschriften zu handeln.

III.
Statistik.
A. Roßhaarspinnereien, Haar- und Borstenzurichtereien.
(J.-B. 1912. Tab. II.)

Staat	Zahl der Betriebe	Arbeiter überhaupt	Männliche erwachsene	Weibliche erwachsene	Jugendliche	männl.	weibl.
Preußen	34	1552	675	706	171	132	39
Bayern	14	478	228	190	60	36	24
Sachsen	9	145	88	41	16	6	10
Württemberg	2	10	5	5	—	—	—
Baden	7	337	203	107	27	23	4
Hessen	2	11	11	—	—	—	—
Meckl.-Schwerin	1	3	2	—	1	1	—
Sachs.-Weimar	3	61	31	27	3	1	2
Hamburg	1	15	6	9	—	—	—
Elsaß-Lothringen	2	33	12	14	7	3	4
Zusammen	75	2645	1261	1099	285	202	83

B. Bürsten- und Pinselmachereien.
(J.-B. 1912. Tab. II.)

Staat	Zahl der Betriebe	Arbeiter überhaupt	Männliche erwachsene	Weibliche erwachsene	Jugendliche	männl.	weibl.
Preußen	159	4295	2378	1435	482	277	205
Bayern	91	4253	1945	1741	567	296	271
Sachsen	55	2258	1432	524	302	162	140
Württemberg	13	443	223	176	44	23	21
Baden	45	1361	837	373	151	85	66
Hessen	7	44	27	11	6	4	2
Meckl.-Schwerin	4	52	23	26	3	3	—
Sachs.-Weimar	2	5	4	1	—	—	—
Meckl.-Strelitz	1	1	1	—	—	—	—
Oldenburg	6	107	76	—	31	31	—
Braunschweig	3	13	8	4	1	1	—
Sachs.-Altenburg	6	340	178	137	25	15	10
Sachs.-Coburg	1	30	15	13	2	2	—
Anhalt	4	68	36	24	8	3	5
Lübeck	3	137	81	51	5	5	—
Bremen	2	31	22	9	—	—	—
Hamburg	5	31	28	3	—	—	—
Elsaß-Lothringen	14	161	90	46	25	13	12
Zusammen	421	13630	7404	4574	1652	920	732
Zusammen A. u. B.	496	16275	8665	5673	1937	1122	815

Außerdem sind im Deutschen Reich gezählt worden Anlagen mit weniger als 10 Arbeitern (Tabelle III):
  a) Roßhaarspinnereien, Haar- und Borstenzurichtereien:
      36 mit 119 Arbeitern;
  b) Bürsten- und Pinselmachereien:
      895 mit 2039 Arbeitern.
Zusammen a und b = **931 Betriebe mit 2158 Arbeitern.**

Tabelle II und III:
Insgesamt: Betriebe: 496 + 931 = 1 427, darin
           Arbeiter: 16 275 + 2158 = 18 433.
  a) Roßhaarspinnereien, Haar- und Borstenzurichtereien:
      111 Betriebe mit 2 764 Arbeitern;
  b) Bürsten- und Pinselmachereien:
      1316 Betriebe mit 15 669 Arbeitern.

Im Jahre 1912 kamen vor:
Insgesamt in den Roßhaarspinnereien, Haar- und Borstenzurichtereien, Bürsten- und Pinselmachereien:
      22 Milzbranderkrankungen, das sind
          auf 100 Arbeiter 0,12 Fälle;
  a) in Roßhaarspinnereien, Haar- und Borstenzurichtereien:
      12 Milzbranderkrankungen, das sind
          auf 100 Arbeiter 0,43 Fälle;
  b) in Bürsten- und Pinselmachereien:
      10 Milzbranderkrankungen, das sind
          auf 100 Arbeiter 0,064 Fälle.

IV.

Die **Widerstandskraft der Milzbrandsporen**[1]) Säuren gegenüber ist nach den Untersuchungen von Krönig und Paul eine verschiedene.

Salzsäure und Oxalsäure vermögen in der Konzentration von 1 Liter (3,65% HCl) Milzbrandsporen in 8 Stunden nicht zu töten, während Salpetersäure und Trichloressigsäure in 1 litrigen Lösungen (3,6% HNO_3, 16,35% CCl_3COOH) dies schon in 2 Stunden tun.

Auch gegen Alkalien sind die Milzbrandsporen äußerst widerstandsfähig. So stellten Krönig und Paul ebenfalls fest, daß 4% NaOH oder 5% KOH-Lösungen nicht imstande waren, Milzbrandsporen innerhalb 8 Stunden abzutöten.

Was die Abtötung durch Wasserstoffsuperoxyd anlangt, so haben wieder die Untersuchungen von Krönig und Paul ergeben, daß Milzbrandsporen durch 1 litrige (= 3,4 gewichtsprozentige) H_2O_2-Lösungen in 1 Stunde noch nicht sicher abgetötet wurden.

Hilgermann dagegen ist der Meinung, daß in 1½% H_2O_2-Lösungen Milzbrandsporen in 50 Minuten zugrunde gegangen sind, was jedoch nach obiger Feststellung bezweifelt werden muß.

Sublimat gegenüber verhalten sich nach Behring sporenlose Milzbrandbazillen so, daß sie in Verdünnungen von 1 : 60 000 abgetötet werden. Aber gerade bei Sublimat sind die Ansichten über dessen Wirksamkeit sehr verschieden. Nachfolgende Tabelle möge zeigen, wie sehr sich die Ansichten der Forscher im Laufe der Untersuchungen geändert haben:

Milzbrandsporen werden durch Sublimat abgetötet:
1881 nach Koch . . . . 1 : 1000 in wenigen Minuten
1886 „   Woronzoff, Winogradeft, Koleßnikoff . . . . 1 : 1000 „ 15 „

---

[1]) Zusammengestellt nach Graßberger, Die Desinfektion in Theorie und Praxis für Ärzte, Chemiker u. Ingenieure. Leipzig, Verlag von S. Hirzel, 1913. — Desgl. auch Abschnitt V.

Anhang.

1889	nach	Geppert	1 : 1000 in	7	Stunden
1890	„	v. Behring	1 : 1000 „	10	„
1890	„	Nocht	1 : 1000 „	4	„
1897	„	Krönig und Paul	16,5 : 1000 „	7—12	Minuten
1908	„	Ottolenghi	54 : 1000 „	24	Stunden

Daß das bekannte Desinfektionsmittel, die Karbolsäure, den Milzbrandsporen gegenüber nur geringe Wirkungen zeigt, hat schon Koch dargelegt. In 5% Lösungen bleiben sie 2 Tage lebensfähig. Riedel hat sogar nach 40 Tagen noch lebensfähige Sporen gefunden. Bei einer Temperatur von 37⁰ hingegen soll 5% Karbolsäurelösung in 3 Stunden abtöten, wie Nocht angibt.

Besonders empfindlich sind Milzbrandbazillen und -sporen gegen Formaldehydpräparate, wie Hammer und Feitter, Seydewitz, Paul und Prall nachgewiesen haben. Die beiden letzteren fanden Milzbrandsporen durch 3% Formaldehydlösung in 4 Stunden abgetötet. Xylander fand durch seine Untersuchungen, daß die Konzentrationserhöhung des Formaldehyds in Lösungen nur eine geringe Verkürzung der Abtötungszeit zur Folge hat; daher eignen sich verdünnte Lösungen zu langfristigen Desinfektionen besser als konzentrierte zu kurzfristigen. Eine besonders gut abtötende Wirkung zeigen Dämpfe unter niederem Druck von wäßrigen Formaldehydlösungen; so wiesen Dämpfe aus 8% Formaldehydlösungen bei 50⁰ gleiche Abtötungskraft Sporen gegenüber auf wie gesättigte Wasserdämpfe von 100⁰.

Widerstandsfähigkeit der Milzbrandbazillen gegen hohe Temperaturen

1. gegen Pasteurisierung:

Nach Forster sterben asporogene Milzbrandbazillen erst bei Erwärmung auf 65⁰ nach 5 Minuten ab.

2. gegen Dampf:

Die Widerstandsfähigkeit gegen gesättigten Dampf ist je nach der Temperatur desselben eine verschiedene.

Rubner kam zu folgenden Resultaten:

Gesättigter Dampf von	100⁰	tötet die Sporen in	1 Minute,
„	„	„	100—95⁰	„ „ „	in etwas längerer Zeit,
„	„	„	90⁰	„ „ „	„ 12 Minuten,
„	„	„	85⁰	„ „ „	„ 1 Stunde.

Demnach verlangt die rasche Abtötung einen gesättigten Dampf von 100⁰ oder 95⁰. Sinkt die Temperatur des Dampfes nur um 15⁰, so steigt die Widerstandskraft der Sporen gleich um das 60 (!) fache.

Rubner schreibt mit Nachdruck gesättigten Dampf vor, weil er durch Versuche gezeigt hat, daß die Sporen gegen ungesättigten viel resistenzfähiger sind. So fanden sich bei getrockneter Wolle oder ungesättigtem Dampf von 100⁰ und selbst beim Steigen auf 124—126⁰ die Sporen nach einer halben Stunde noch lebend vor, während sie bei hygroskopisch gesättigter Wolle oder gesättigtem Dampf abgetötet waren. Man sieht also, daß hygroskopische (trockene) Wolle wohl durch ungesättigten Dampf weit über 100⁰ erhitzt wird, doch ist diese Überhitzung eine lokale, so daß an anderen Stellen die Sporen, wie oben gesagt, weiter lebensfähig bleiben.

Was Luftbeimischung zu dem Dampfe anlangt, so wirkt eine solche von 8,4% wie reiner Wasserdampf, 20% schiebt die Abtötung um 10 Minuten hinaus, 37% tötet nach einer halben Stunde noch nicht. Rubner erklärt die Unwirksamkeit so, daß die Feuchtigkeitsaufnahme der Wolle durch den Luftgehalt im Dampf vermindert werde und so (wie bei ungesättigtem Dampf) eine Abtötung nicht möglich ist.

Auch Schüt stimmt mit Rubner dahin überein, daß er einen Dampf von über 90⁰ für rasch wirksam hält, während ein solcher unter 90⁰ die Abtötungszeit erheblich verlängert.

Ballner kommt zu einem ähnlichen Resultat. Er fand folgende wirksame Temperaturen für gesättigten Dampf:

Bei 90,4° Abtötung in 14,8 Minuten
„ 95,2° „ „ 4,5 „
„ 100,7° „ „ 1,7 „
„ 105,3° „ „ 26,0 Sekunden.

Die von Esmarch gefundene Resistenzdauer von 3,5 bis 7 Minuten in strömendem Dampf von 100° wird als zu hoch gehalten und auf Überhitzung oder Luftgehalt des Dampfes (siehe oben) zurückgeführt. Eine Resistenz länger als 2 Minuten in gesättigtem Dampf von 100° wird nicht angenommen.

V.
Die Dampfdesinfektionsapparate.

Die wesentlichsten Teile eines Dampfdesinfektionsapparates sind:
1. der **Dampfentwickler**,
2. die **Dampfleitung** und
3. die **Desinfektionskammer**.

Der Dampf ist beim Übertritt von der Dampfzuleitung in die Desinfektionskammer in der Regel durch sicherwirkende **Reduzierventile** oder andere zuverlässige Vorrichtungen zu entspannen.

Die Desinfektionskammern sind heute meist liegende Zylinder von **kreisrundem** oder **ovalem Durchschnitt**. **Länge und Durchmesser** können natürlich stark wechseln (Länge 1250—2500, lichter Durchmesser 1000—1500 mm; nutzbarer Kubikinhalt von 1—4 cbm). Die Kammern sind mit einem **ausziehbaren Wagen oder Schlitten mit Rost** ausgestattet.

Man unterscheidet im allgemeinen:
1. Desinfektionsapparate mit **Unterfeuerung**, wobei sich Feuerungsanlage und Dampfentwickler unter der Desinfektionskammer befinden (s. Graßberger, S. 156).
2. Desinfektionsapparate mit **neben der Desinfektionskammer aufgestellten Dampfentwicklern** (z. B. auch Dampfkesseln).

Die inneren Oberflächen der Kammern sollen gut verzinkt oder mit einem Rostschutzanstrich versehen sein.

Der Dampf wird in der Regel von oben eingeleitet, möglichst aus mehreren unter der Decke laufenden durchlochten Röhren (Sprühdampf).

Vielfach werden besondere **Vorwärm- und Nachtrocknungseinrichtungen** mit der Desinfektionskammer verbunden. Sie sollen keinerlei Einfluß auf das Beschickungsmaterial haben, sie dienen vielmehr lediglich dazu:
1. die nicht hygroskopischen, gut wärmeleitenden Oberflächen (Innenwände, Gestelle) auf eine die **Kondensation** einschränkende Temperatur zu bringen und
2. die **Dampfwrasen** aus den größeren Zwischenräumen des Desinfektionsgutes und des Kammerraumes zu entfernen. Bei dieser sogenannten Nachtrocknung wird mit reiner Außenluft ventiliert.

Die Vorwärmung kann geschehen:
a) durch einen die Kammer umschließenden **Dampfmantel**,
b) durch am Boden der Kammer eingebaute **Heizkörper** (Dampfschlangen, Radiatoren, Rippenrohre), wie meist anzutreffen, und
c) durch der Kammer zugeführte **überhitzte Luft**.

Stets ist eine gute Isolierung der Außenwände nötig. Bei dem Desinfektionsvorgang hat man zu unterscheiden:
1. Die **Anheizdauer**, das ist die Zeit, die vom Anheizen des Dampferzeugers (Kessels) bis zum Sieden des Wassers verstreicht.
2. Die **Füllungsdauer** (der Kammer), das ist die Zeit, die vom Einströmen des Dampfes in die Kammer bis zu dem Zeitpunkt verstreicht, in welchem die Luft aus der leeren Kammer oder bei beschickter Kammer aus den größeren Zwischenräumen in und zwischen Objekten sowie zwischen Objekten und Wänden der Kammer verdrängt und durch Dampf soweit ersetzt ist, daß der Dampf in kräftigem Strahle ausströmt und bei geöffnetem Dampfauslaßventil das dort befindliche Thermometer eine dem herrschenden Luftdruck entsprechende Temperatur zeigt.

Anhang.

3. Die **Eindringungsdauer**, die Zeit, die von der vollzogenen Füllung der Kammer mit Dampf bis zum Auftreten der Temperatur von 100^0 im Innern der Objekte verstreicht (Graßberger, S. 169).

Ein allzu kräftiges Dampfeinströmen während der Füllung ist wegen der hierdurch bewirkten reichlichen Bildung von Kondenswasser an den Wänden nicht zweckmäßig.

Die dringend nötige Kontrolle der Dampfdesinfektion ist zu üben durch:
1. Feststellung der Grenzen der Leistungsfähigkeit des neu in Benutzung zu nehmenden Apparats,
2. periodische Kontrolle der bereits in Verwendung befindlichen Apparate und
3. fortlaufende Kontrolle jeder einzelnen Desinfektion durch Maßnahmen des Betriebspersonals (Graßberger, S. 173).

Nur auf Grund der erstmaligen Prüfung kann die unentbehrliche genaue Betriebsvorschrift ausgearbeitet werden.

Im übrigen sind Temperatur usw. durch in das Innere des Desinfektionsgutes versenkte Kontrollinstrumente zu prüfen.

Die zu verwendenden Instrumente sind verschieden, je nachdem sie:
1. entweder nach dem Herausnehmen anzeigen, welche Maximaltemperatur an der betreffenden Stelle während der Desinfektion erreicht worden ist;
2. während der Desinfektion den Augenblick anzeigen, in welchem eine bestimmte Temperatur (z. B. 100^0) erreicht wird;
3. nach dem Herausnehmen erkennen lassen, ob eine bestimmte Maximaltemperatur (100^0, 105^0 usw.) durch eine bestimmte Maximalzeit (z. B. 10 Minuten) eingewirkt hat;
4. den genauen Gang der Temperatur während der ganzen Desinfektion zu verfolgen gestatten (Graßberger, S. 176).

Zur fortlaufenden täglichen Kontrolle der in den Desinfektionsanstalten durch das Anstaltspersonal vorgenommenen Desinfektionen kommen von allen Methoden außer den fest angebrachten Thermometern und Manometern heute zumeist **Maximalthermometer**, **Signalpyrometer** und **Stichersche Röhrchen** in Anwendung.

Die Maximalthermometer sind vor ihrer Benutzung mit einem Normalthermometer zu vergleichen.

Die Signalpyrometer bestehen aus elektrischer Batterie, Läutewerk samt Drähten sowie einer Vorrichtung, die bei einer bestimmten Temperatur den Stromschluß bewirkt (Legierungskontaktthermometer).

In den Sticherschen Röhrchen befinden sich kleine Mengen chemisch reiner organischer Verbindungen (Brenzkatechin, bei 104^0 schmelzend) in zugeschmolzenen Glasröhrchen. Sie werden in das Desinfektionsgut so versenkt, daß sich die Kristallmasse oben befindet. Befindet sie sich nach der Desinfektion unten im Röhrchen, so ist das ein Beweis dafür, daß die Desinfektion an dieser Stelle 10 Minuten gedauert hat.

Für die direkte zeitliche Verfolgung der Dampfsättigung im Innern des Apparates gibt es nach Graßberger zurzeit noch keine verläßliche Methode.

Durch hygroskopische Kondensation können partielle Überhitzungen eine bedenkliche Rolle spielen (Rubner).

Hygroskopische Objekte können durch Wärmebildung benachbarte Objekte durch Strahlung so beträchtlich erwärmen, daß lokale Überhitzung des Dampfes eintritt und die Abtötung der an manchen Stellen befindlichen Mikroorganismen verhindert wird (Graßberger, S. 51).

Es handelt sich also nicht nur bei der chemischen, sondern auch bei der Dampfdesinfektion um recht komplizierte, großer Aufmerksamkeit bedürfende Vorgänge. Sie weisen besonders darauf hin, daß auch bei dieser Desinfektionsart nur bestens unterrichtetes und gewissenhaftes Personal zu verwenden ist, wenn Fehler vermieden werden sollen.

Verlag von Julius Springer in Berlin.

Schriften aus dem Gesamtgebiet der Gewerbehygiene

Herausgegeben vom
Institut für Gewerbehygiene in Frankfurt a. M.
Neue Folge

Im Oktober 1913 erschien:

Heft 1:

Ärztliche Merkblätter über berufliche Vergiftungen

Aufgestellt und veröffentlicht von der
Konferenz der Fabrikärzte der deutschen chemischen Großindustrie
Mit 6 Textfiguren und 2 farbigen Tafeln
Preis M. 1,80

Im Januar 1914 erschien:

Heft 2:

Die Bedeutung der Chromate für die Gesundheit der Arbeiter

Kritische und experimentelle Untersuchungen
von
Professor Dr. **K. B. Lehmann**
Direktor des hygienischen Instituts der Universität Wurzburg
Mit 11 Textabbildungen
Preis M. 4,—

Im Juni 1914 erschien:

Heft 3:

Die Arbeiterkost

Nach Untersuchungen über die Ernährung Basler Arbeiter
bei frei gewählter Kost
von
Privatdozent Dr. **Alfred Gigon**, Basel
Preis M. 1,80

Zu beziehen durch jede Buchhandlung.

Verlag von Julius Springer in Berlin.

Seit Januar 1913 erscheint:

Zentralblatt für Gewerbehygiene
mit besonderer Berücksichtigung der
Unfallverhütungstechnik und Unfallheilkunde

Unter ständiger Mitarbeit hervorragender Fachleute und im Auftrage des Instituts für Gewerbehygiene, Frankfurt a. M.

herausgegeben von

Dr. F. Curschmann
Greppin-Werke

Dr. R. Fischer
Regierungs- und Gewerberat
Potsdam

Dr. E. Francke
Frankfurt a. M.

Monatlich ein Heft. — Preis jährlich M.15,—

Es gab bisher keine oder nur eine geringe Möglichkeit, in einer Zeitschrift einen vollständigen Überblick sowohl über die Erfahrungen, die in technisch-hygienischer Beziehung in den gewerblichen Betrieben selbst gemacht wurden, als auch die Beobachtungen und wissenschaftlichen Erkenntnisse, die von den auf dem Gebiete der Gewerbehygiene tätigen Ärzten gewonnen wurden, zu erhalten.

Diesem Mangel, der den Behörden, den Ärzten sowie den gewerblichen Betrieben usw. zum Teil recht fühlbar geworden ist, hilft nun die neue Zeitschrift, die neben Originalabhandlungen eine vollständige Übersicht über alle Veröffentlichungen auf dem Gebiete der Gewerbehygiene und des Arbeiterschutzes in rascher und objektiver Weise bringt, ab. Die Namen der Mitarbeiter, die zu den hervorragendsten Vertretern sämtlicher mit Gewerbehygiene und Unfallheilkunde in Beziehung stehenden Gebieten zählen, der Schriftleiter sowie des Instituts für Gewerbehygiene, bieten Gewähr dafür, daß die neue Zeitschrift auch weiterhin ihr Programm erfüllen wird.

Zu beziehen durch jede Buchhandlung.

Verlag von Julius Springer in Berlin.

Leitfaden für Desinfektoren in Frage und Antwort. Von Dr. **Fritz Kirstein**, Kgl. Kreisarzt in Stettin. Sechste, vermehrte und verbesserte Auflage. In Leinwand gebunden Preis M. 1,60.

Neuere Erfahrungen über die Behandlung und Beseitigung der gewerblichen Abwässer. Von Geh. Reg.-Rat Professor Dr. **J. König**, Münster i. W. Vortrag, gehalten in der Sitzung des Deutschen Vereins für öffentliche Gesundheitspflege am 5. September 1910 in Elberfeld.
Preis M. 1,—.

Die Untersuchung und Beurteilung des Wassers und des Abwassers. Ein Leitfaden für die Praxis und zum Gebrauch im Laboratorium. Von Dr. **W. Ohlmüller**, Verwaltungsdirektor des Virchow-Krankenhauses, Geh. Regierungsrat und früherer Vorsteher des Hygienischen Laboratoriums im Kaiserlichen Gesundheitsamt, und Professor Dr. **O. Spitta**, Privatdozent an der Universität, Regierungsrat und Vorsteher des Hygienischen Laboratoriums im Kaiserlichen Gesundheitsamt. Dritte, neu beabreitete und veränderte Auflage. Mit 77 Figuren und 7 z. T. mehrfarbigen Tafeln.
Preis M. 12,—; in Leinwand gebunden M. 13,20.

Untersuchung des Wassers an Ort und Stelle. Von Dr. **Hartwig Klut**, wissenschaftlichem Mitglied der Kgl. Versuchs- und Prüfungsanstalt für Wasserversorgung und Abwässerbeseitigung zu Berlin. Zweite, verbesserte und vermehrte Auflage. Mit 30 Textfiguren.
In Leinwand gebunden Preis M. 4,—.

Gewerbepolizeiliche Vorschriften für die Errichtung und den Betrieb gewerblicher Anlagen. Ein Ratgeber für Fabrikanten, Betriebsleiter und Meister. Von Dr. **A. Bender**, Kgl. Gewerbe-Rat. Mit 4 Textfiguren. Kartoniert Preis M. 1,80.

Ständige Ausstellung für Arbeiterwohlfahrt. Reichsanstalt, Charlottenburg, Fraunhofer-Str. 11/12. **Jahresbericht für 1913** nebst einem Bericht über die Sonderausstellung von „Einrichtungen zum Schutze der in Metallbrennen und Metallbeizereien beschäftigten Personen gegen die schädlichen Wirkungen der nitrosen Gase" und die dabei gemachten Versuche und Beobachtungen. Mit 86 Textfiguren. Preis M. 2,—.

Grundriß der sozialen Hygiene. Für Mediziner, Nationalökonomen, Verwaltungsbeamte und Sozialreformer. Von Dr. med **Alfons Fischer**, Arzt in Karlsruhe i. B. Mit 70 Abbildungen im Text.
Preis M. 14,—; in Leinwand gebunden M. 14,80.

Soziale Medizin. Ein Lehrbuch für Ärzte, Studierende, Medizinal- und Verwaltungsbeamte, Sozialpolitiker, Behörden und Kommunen. Von Dr. med. **Walther Ewald**, Privatdozent der Sozialen Medizin an der Akademie für Sozial- und Handelswissenschaften in Frankfurt a. M., Stadtarzt in Bremerhaven.
Erster Band: 1. Die Bekämpfung der Seuchen und ihre gesetzlichen Grundlagen. 2. Die sonstigen Maßnahmen zur Bekämpfung der allgemeinen Sterblichkeit. Mit 76 Textfiguren und 5 Karten.
Preis M. 18,—; in Halbleder gebunden M. 20,—.
Zweiter Band: Soziale Medizin und Reichsversicherung. Mit 75 Textfiguren. Preis M. 26,—; in Halbleder gebunden M. 28,50.

Zu beziehen durch jede Buchhandlung.

Verlag von Julius Springer in Berlin.

Hygienisches Taschenbuch für Medizinal- und Verwaltungsbeamte, Aerzte, Techniker und Schulmänner. Von Dr. **Erwin von Esmarch**, Geh. Medizinalrat, o. ö. Professor der Hygiene an der Universität Göttingen. Vierte, vermehrte und verbesserte Auflage. In Leinwand gebunden Preis M. 4,—.

Lehrbuch der Infektionskrankheiten. Für Ärzte und Studierende. Von Prof. Dr. **G. Jochmann**, Privatdozent an der Universität Berlin, dirig. Arzt der Infektions-Abteilung des Rudolf-Virchow-Krankenhauses, Mitglied des Königl. Institutes für Infektionskrankheiten „Robert Koch". Mit 448 zum großen Teil farbigen Abbildungen. Erscheint im Herbst 1914.
Preis ca. 29,—; in Halbleder gebunden M. 32,—.

Gesundheitsbüchlein. Gemeinfaßliche Anleitung zur Gesundheitspflege. Bearbeitet im Kaiserlichen Gesundheitsamte. Mit Abbildungen im Texte und 3 farbigen Tafeln. Sechzehnte Ausgabe.
Preis kart. M. 1,—; in Leinwand gebunden M. 1,25.
Bei Bezug von mindestens 20 Exemplaren kart. je M. —,80; geb. je M. 1,—.

Taschenbuch zur Untersuchung nervöser und psychischer Krankheiten. Eine Anleitung für Mediziner und Juristen, insbesondere für beamtete Aerzte. Von Dr. **W. Cimbal**, Nervenarzt und Oberarzt der Städt. Heil- und Pflegeanstalten zu Altona. Zweite, vermehrte Auflage. Mit 17 Textfiguren. Preis in Leinwand gebunden M. 4,40.

Taschenbuch zur Untersuchung und Begutachtung von Unfallkrankheiten. Bearbeitet von Privatdozent Dr. **C. Behr**-Kiel, Oberarzt Dr. **W. Cimbal**-Altona, Professor Dr. **J. Hegener**-Hamburg, Dr. **A. Jakob**-Hamburg, Oberstabsarzt a. D. Dr. **H. Metz**-Altona, Dr. **H. Neumann**-Hamburg, Sekundärarzt Dr. **L. Süßenguth**-Altona. Herausgegeben von Dr. **W. Cimbal**, Nervenarzt und Oberarzt der städtischen Heil- und Pflegeanstalten zu Altona, staatsärztlich approbiert. In Leinwand gebunden Preis M. 5,60.

Unfall und innere Medizin. Von Professor Dr. med. **Rahel Hirsch**. Mit einem Vorwort von Geh. Med.-Rat Prof. Dr. **F. Kraus**.
Preis M. 2,80; in Leinwand gebunden M. 3,40.

Wie gelangt ein Unfallverletzter zu einer Entschädigung? Ein Führer durch das Unfallversicherungsverfahren. Mit Mustern für Eingaben und einem Verzeichnis unentgeltlicher Rechtsauskunftsstellen. Von Dr. **Rudolf Schlottmann**, Regierungsrat und ständiges Mitglied des Reichsversicherungsamts. Kartoniert Einzelpreis M. 1,20.
50 Exempl. und mehr je 1,—; 100 Exempl. und mehr je M. 0,90.

Monatsschrift für Arbeiter- und Angestelltenversicherung. Herausgegeben von Dr. **Kaskel**, Privatdozent an der Universität Berlin, Geh. Reg.-Rat Dr. **Lehmann**, Mitglied des Direktoriums der Reichsversicherungsanstalt für Angestellte, Reg.-Rat Dr. **Rabeling**, ständigem Mitglied des Reichsversicherungsamts. Die Monatsschrift für Arbeiter- und Angestelltenversicherung hat in kurzer Zeit alle führenden Persönlichkeiten auf dem Gebiete der Arbeiter- und Angestelltenversicherung aus dem ganzen Deutschen Reich zu Mitarbeitern gewonnen und ist von einer Reihe von Bundesstaaten den Versicherungsbehörden und Versicherungsträgern zur Einführung amtlich empfohlen worden. Preis M. 12,— für den Jahrgang.

Zu beziehen durch jede Buchhandlung.

MIX
Papier aus verantwortungsvollen Quellen
Paper from responsible sources
FSC® C105338

If you have any concerns about our products,
you can contact us on
ProductSafety@springernature.com

In case Publisher is established outside the EU,
the EU authorized representative is:
**Springer Nature Customer Service Center GmbH
Europaplatz 3, 69115 Heidelberg, Germany**

Printed by Libri Plureos GmbH
in Hamburg, Germany